Alexander Prölß

# Prüfungsangst: Was tun bei Zittern, Schwitzen, Blackout und Co.?

Ein Ratgeber für Betroffene, Lehrkräfte und therapeutische Berater

Mit dem Erwerb dieser Publikation erhalten Sie die Arbeitsblätter 1–5 im Originalformat DIN A4 zum Download. Die Dateien stehen Ihnen in unserem Online-Shop **www.skvshop.de** zur Verfügung.
Wenn Sie Ihre Bestellung über unseren Online-Shop getätigt haben, finden Sie die Downloaddateien in Ihrem persönlichen Kundenkonto unter **„Meine Downloads"**. Erfolgte Ihre Bestellung nicht über unseren Shop, fordern Sie bitte über **info@schulz-kirchner.de** Zugangsdaten an – geben Sie dazu bitte Ihren Namen, Ihre Anschrift und den Code **„Prüfungsangst"** an.

In dieser Publikation wird aus Gründen der besseren Lesbarkeit das generische Maskulinum verwendet. Gemeint sind selbstverständlich stets alle Personen jeglichen Geschlechts.

Alexander Prölß

# Prüfungsangst: Was tun bei Zittern, Schwitzen, Blackout und Co.?

## Ein Ratgeber für Betroffene, Lehrkräfte und therapeutische Berater

Schulz-Kirchner Verlag

Bibliografische Information der Deutschen Nationalbibliothek
Die Deutsche Nationalbibliothek verzeichnet diese Publikation in der Deutschen Nationalbibliografie; detaillierte bibliografische Daten sind im Internet über http://dnb.d-nb.de abrufbar.

Besuchen Sie uns im Internet: www.schulz-kirchner.de | www.skvshop.de

1. Auflage 2022
ISBN 978-3-8248-1299-8
e-ISBN 978-3-8248-9846-6

Mollweg 2, D-65510 Idstein
Vertretungsberechtigte Geschäftsführer:
Dr. Ullrich Schulz-Kirchner, Martina Schulz-Kirchner
Umschlagfoto: © contrastwerkstatt / Adobe Stock
Lektorat: Susanne Koch
Umschlagentwurf und Layout: Petra Jeck
Druck und Bindung:
Plump Druck & Medien GmbH, Rolandsecker Weg 33, 53619 Rheinbreitbach
Printed in Germany

# Inhaltsverzeichnis

# Einleitung

In unserem Leben sehen wir uns beständig mit Situationen konfrontiert, die Ängste auslösen können: Angst vor Prüfungen, vor Krankheiten, vor Gesprächen mit dem Vorgesetzten oder Angst vor Arbeitsplatzverlust. Manche Umstände werden als Bedrohung wahrgenommen, obwohl von ihnen objektiv keine Gefahr ausgeht. Somit können solche vermeintlichen „Bedrohungslagen" auch zu dysfunktionalen (= nicht der Norm entsprechenden) und manchmal selbstschädigenden Verhaltensweisen führen, wie die beiden folgenden Beispiele zeigen.

Die Eltern eines 10-jährigen Sohnes schilderten in einem Erstgespräch die folgende Situation: *„Maximilian kann einfach nicht mehr in die Schule gehen. Er klagt jeden Tag über starke Bauch- und Kopfschmerzen sowie Übelkeit. Stellenweise sperrt er sich sogar in sein Zimmer ein oder versteckt sich unter seinem Bett. Haben wir Maximilian mal dazu gebracht, dass er zum Unterricht geht, kommt in der Regel nach der zweiten Stunde ein Anruf von der Lehrkraft, dass wir ihn wieder abholen müssen, weil er über starke Schmerzen klagt. Wir waren schon bei vielen Ärzten, aber keiner hat eine organische Ursache gefunden."*

Eine 21-jährige Studentin berichtete in einem Gespräch von folgendem Problem: *„Ich war immer sehr gut in der Schule. Meine Eltern haben auch erwartet, dass ich mich zu 100 % auf die Schule bzw. jetzt auf das Studium konzentriere. Bis jetzt läuft es ganz gut – zumindest bei den schriftlichen Leistungsnachweisen. Wovor ich einfach horrormäßige Angst habe, sind die praktischen Prüfungen. Ich habe bis jetzt noch keinen Führerschein. Die theoretische Prüfung habe ich ohne Fehler bestanden, aber ich kann einfach nicht zur praktischen Prüfung antreten. Ich bekomme am Tag davor schon Magenkrämpfe, Übelkeit und Durchfälle. Ich kann dann auch nicht mehr ein- bzw. durchschlafen. Am Tag selbst wird mir dazu noch schwindlig und stellenweise schwarz vor Augen. Beim letzten Mal habe ich mich sogar kurz vorm Einsteigen ins Auto übergeben müssen. Die Prüfung wurde daraufhin abgebrochen. Nun habe ich das Problem, dass auch eine praktische Prüfung an der Uni anfällt und ich nicht weiß, wie ich diese absolvieren soll."*

Die zwei geschilderten Fälle haben etwas gemeinsam – sie handeln beide von Personen, die unter Prüfungsangst leiden. Diese kann für Kinder, Jugendliche aber auch Erwachsene unglaublich belastend sein. Wenn nicht gleich zum Zeitpunkt der Entstehung und des Erkennens der Angst eine Behandlung erfolgt, gelangen die Betroffenen und deren Bezugspersonen in einen Teufelskreis, den sie alleine nicht durchbrechen können:

Die Angst bleibt bestehen, chronifiziert sich oder kann sich sogar noch verschlechtern. Aber es gibt auch eine gute Nachricht: Angst vor Prüfungen müssen die Betroffenen nicht ein Leben lang haben. Wenn sie wissen, auf was sie achten müssen, können sie die Prüfungsangst erfolgreich bewältigen. Die Betroffenen können neben dem Selbststudium von Ratgeberliteratur auch Hilfe bei Beratungsstellen (z. B. als Schülerin oder Schüler beim schulpsychologischen Dienst bzw. als Studentin oder Student bei der psychologischen Beratungsstelle des jeweiligen Studentenwerks) oder direkt beim Psychotherapeuten suchen. Doch da die Wartezeiten stellenweise sehr lang sind, kann ein Ratgeber in Buchform bereits erste Hilfestellungen liefern.

Eine gewisse Aufregung vor Prüfungen ist etwas absolut Normales. Die Nervosität und ein wenig Lampenfieber vor einem wichtigen Referat oder Vortrag gehören durchaus dazu. Sobald Ängste jedoch die Gefühlswelt dauerhaft belasten, den Alltag beherrschen (sodass sich die Gedanken nur noch um die Prüfung drehen) oder die eigene Handlungsfähigkeit einschränken (sodass ein Besuch der Schule oder der Universität nicht mehr möglich ist), wird es Zeit, den Ängsten auf den Grund zu gehen. Die Frage, ab wann eine Angst noch gesund ist und ab wann sie als pathologisch gilt, wird in den ersten beiden Kapiteln dieses Buches erläutert. In den nächsten Abschnitten wird der Problematik nachgegangen, wie die Angst bei betroffenen Schülern/Studenten/Erwachsenen erkannt werden kann und welche Möglichkeiten zur Diagnostik vorhanden sind. Der Schwerpunkt dieses Werkes liegt auf den praktischen Hilfen, die seitens der Lehrkräfte, Erzieher, Eltern und der Betroffenen selbst ergriffen werden können. Hierunter fallen konkrete Hilfestellungen zum „Lernen lernen“, Prüfungsvorbereitung, Entspannungsverfahren bei aufkommender Angst und Methoden zum Umgang mit dysfunktionalen Gedanken (z. B. *„Ich bin zu doof für Mathematik.“*).

Dieser Ratgeber soll Betroffenen helfen, ihre Gefühlszustände angemessen zu bewerten und sinnvolle Maßnahmen zu ergreifen. Es wird zudem versucht aus der Schnittmenge verschiedener Disziplinen, wie der Klinischen Psychologie und der Schulpädagogik, wesentliche Kernaspekte herauszuarbeiten, um ein tieferes Verständnis für Prüfungsangst als Grundlage für weiteres Handeln und mögliche Intervention zu entwickeln.

# Angst – ein urmenschliches Gefühl

Angst spielt in der normalen Handlungsregulation immer eine Rolle. Sie ist eine Grundform menschlichen Erlebens und Verhaltens. Angst steuert unser Verhalten in Alltagssituationen (z. B. im Straßenverkehr), aber auch bei Konfrontationen mit neuen, gefährlichen Bedrohungen (z. B. Katastrophen) sowie in unterschiedlichsten sozialen Situationen (z. B. bei sozialen Auseinandersetzungen). Angst ist mitunter lebensrettend und in der Regel eine normale Reaktion des Organismus auf eine bedrohliche Situation.

Man stelle sich einen Urzeitmenschen vor, der sich gerade auf der Jagd befindet, als plötzlich ein Säbelzahntiger aus dem Gebüsch springt: eine lebensbedrohliche Situation für die Person. Nun hat unser Vorfahr drei Möglichkeiten zu reagieren (siehe Abb. 1): Flucht, Erstarren oder Kampf *(auch genannt: Flight-Freeze-Fight-Reaktion)*.

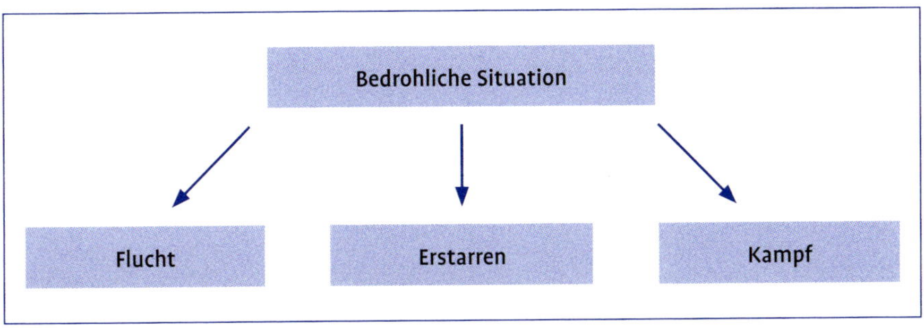


Abb. 1: Die drei Reaktionsformen in einer bedrohlichen Situation

Der Urzeitmensch reagiert auf solche Bedrohungen in der Regel mit Flucht oder Angriff. Die die Angst begleitenden Körperreaktionen – ausgelöst durch das Hormon Adrenalin – helfen ihm dabei, seine Muskeln anzuspannen, den Herzschlag und die Atmung zu beschleunigen und nebensächliche Funktionen wie beispielsweise die Verdauung zurückzufahren. Körper und Geist sind somit hoch konzentriert und leistungsbereit, um die Gefahrensituation zu meistern. Ist die Bedrohung abgewendet, klingt die Stressphase wieder ab und Entspannung stellt sich ein. Angst aktiviert Vermeidungs- und Fluchtreaktionen, die dazu dienen, einer Bedrohung zu entrinnen. Somit hat das Erleben von Angst eine wichtige Schutzfunktion für unseren Organismus. Die Reaktion „Erstarren" tritt dann ein, wenn Flucht sowie Kampf nicht möglich sind. Dieses Starrwerden vor Angst (gleich dem Totstellen im Tierreich) kennt man beispielsweise von

Gewaltopfern, die sich lebensbedrohlichen Situationen nicht entziehen können und die Gewalteinwirkung deshalb über sich ergehen lassen.

Es gibt aber auch Menschen, die gar keine Angstreaktionen in bedrohlichen Situationen erleben oder verspüren, was sehr problematisch, wenn nicht sogar (lebens-)gefährlich sein kann. Diese Personen zeigen häufig in sehr jungen Jahren ein hochrisikobehaftetes Sexual- und Freizeitverhalten (z. B. promiskuitives Verhalten, alkoholisiertes Autofahren). Derartige Verhaltensweisen würden von gesunden Personen nicht praktiziert werden, weil diese Art der Aktivitäten bei vielen Unwohlsein, kritisches Hinterfragen der Handlung oder eben auch ein Angstgefühl auslösen würde. Viele Menschen suchen aber auch bewusst Angstsituationen auf, erleben sie als prickelnd oder angenehm und brauchen diesen Kick in gewissen Abständen (z. B. Fallschirmspringen oder Bungee-Jumping).

Zudem gilt es zu beachten, dass Angst als zentrales Phänomen bei vielen psychischen Störungen auftreten kann. Sie stellt nicht nur ein eigenständiges Störungsbild dar, sondern bildet eine Komponente vieler psychischer und somatischer Probleme (z. B. bei Depressionen, Schizophrenien, Krebserkrankungen, ...). Daher ist bei einer ausgeprägten Angstproblematik immer ein Psychologe oder Arzt zu konsultieren.

# Begriffsklärung und Definition von Angst

Bevor man sich mit der Klassifikation von Angsterkrankungen beschäftigt, führt man am besten zuerst eine Klärung der zentralen Begriffe durch. So werden im Alltag sehr häufig die Begriffe **Angst**, **Furcht** und **Panik** synonym verwendet, obwohl diese psychologisch sowie medizinisch betrachtet unterschiedliche Charakteristika aufweisen.

Der Begriff der **Angst** bezeichnet einen körperlichen Zustand, der in bedrohlich empfunden Situationen entsteht. Dabei ist zu beachten, dass dieses Gefühl eher diffuser Natur ist, d.h., dass auch Situationen ohne akute Bedrohung als gefährlich eingestuft werden (z.B. einfaches Herzklopfen). Der Begriff **Furcht** wird dagegen angewendet, wenn eine starke emotionale Reaktion auf eine wahrgenommene, tatsächliche Bedrohung auftritt. Diese Bedrohung ist definierbar, z.B. ein bellender Hund, der einem hinterherläuft. Eine solche Angst kann auch als objektbezogen bezeichnet werden, weil sie aufgrund gewisser Gegenstände und Lebewesen, in diesem Fall wegen des bellenden Hundes, entsteht. Unter **Panik** wiederum versteht man eine stark emotionale Angstreaktion auf eine tatsächliche und/oder angenommene Bedrohung. Es handelt sich um eine heftige Stressreaktion des Organismus, die sich durch vegetative Symptome wie z.B. Herzrasen, Schwindelgefühle, Atemnot, Übelkeit, Schweißausbrüche oder Zittern äußert und in der Regel mit einem hohen Krankheitswert einhergeht.

Angst ist ein Gefühl, das uns Menschen ein ganzes Leben lang begleitet und von Anfang an vorhanden ist. „*Auch gesunde Kinder haben Ängste und müssen lernen, mit ihnen umzugehen*" (Melfsen & Walitza, 2013, S. 15). Dementsprechend lassen sich entwicklungsbedingte Angstinhalte bestimmten Lebensabschnitten zuordnen. Schneider und Seehagen (2014) nehmen die folgende Einteilung von Ängsten in der Kindheit und im Jugendalter vor (Tab. 1):

Tab. 1: Übersicht über die phasentypischen Ängste bei Kindern und Jugendlichen (modifiziert nach Schneider & Seehagen, 2014)

| Alter | Phasentypische Angstquellen |
|---|---|
| 0–2 Jahre | Intensive sensorische Reize, (scheinbarer) Verlust von Zuwendung, fremde Menschen und Trennungen |
| 2–6 Jahre | Fantasiegestalten, potenzielle Einbrecher, Dunkelheit, Naturkatastrophen, Verletzungen, Tiere, medienbasierte Ängste |
| 7–12 Jahre | Schlechte schulische und sportliche Leistungen |
| 13–18 Jahre | Ablehnung durch Gleichaltrige (interpersonale und soziale Ängste) |

Zu den typischen Ängsten im **Säuglings- und Kleinkindalter (0 bis 2 Jahre)** zählt die Angst vor lauten, bedrohlichen Geräuschen sowie vor unbekannten Personen verbunden mit der Trennung von einer Bezugsperson (im Volksmund bekannt als „Fremdeln" oder als „Achtmonatsangst"). Fremdeln ist eine ganz normale und gesunde Reaktion eines Kindes, bei der es beginnt, fremden Personen mit starkem Misstrauen und Abneigung zu begegnen, obwohl ein solches Verhalten vorher nicht gezeigt wurde. Dieses Misstrauen gegenüber fremden Personen ist aus evolutionsbiologischer Sicht sinnvoll und stellt einen wichtigen Meilenstein in der kindlichen Entwicklung dar. Als Ursache wird unter anderem vermutet, dass Kinder mit diesem Alter fähig sind, ein Gesicht mit seinen charakteristischen und für eine bestimmte Person typischen Merkmalen zu erkennen. Sie können also bekannte Gesichter (von der Mutter oder vom Vater) erkennen, sodass sie sich bei diesen geborgen fühlen, ordnen fremde Gesichter aber zugleich als unbekannt ein und verhalten sich daher zögerlich.

Im Alter von **2 bis 6 Jahren** haben Kinder häufig Angst vor Tieren, Dunkelheit, Geistern und medienbasierten Fantasiekreaturen. In dieser Zeit wird beispielsweise häufig ein Schlaflicht eingefordert. Zudem können Ängste, alleingelassen zu werden, verloren zu gehen, vor Einbrechern und Naturkatastrophen auftreten. In diesem Alter kann es bereits zu klinisch relevanten (medizinisch bedeutsamen) Ängsten wie Tierphobien, Blutphobien oder Trennungsangst kommen.

In der **mittleren Kindheit (7 bis 12 Jahre)** kommt es mit Schuleintritt vor allem zu Ängsten vor schlechten schulischen und sportlichen Leistungen oder zu der Angst, sich zu blamieren. Klinisch relevante Ängste können sich in Form von Prüfungsangst oder Schulphobie äußern.

In der **Adoleszenz (13 bis 18 Jahre)** spielen die Sorge vor Ablehnung durch Gleichaltrige und soziale Ängste (z. B. Angst vor der Klasse sprechen zu müssen) zunehmend eine

Rolle und können sich bis zur sozialen Phobie bzw. sozialen Angststörung steigern. In dieser Zeit ist auch der Zenit der Mobbingvorfälle anzusiedeln, weil gerade die Jugendlichen auf positive Rückmeldungen seitens ihrer Peergroup – die Meinung der Eltern ist in dieser Zeit eher zweitrangig – angewiesen sind, um ihren Selbstwert zu erhöhen bzw. zu stabilisieren und auch ihre soziale Rolle in der Gesellschaft zu finden.

An dieser Aufzählung ist deutlich erkennbar, dass zunächst globale, imaginäre Angstinhalte vorherrschen, die sich auf Unkontrollierbares beziehen (z. B. Monster, Dunkelheit). Diese Inhalte werden dann im Laufe der Entwicklung immer spezifischer, differenzierter und im Inhalt realistischer (z. B. Schulangst, Prüfungsangst). Pathologische (krankhafte) Ängste folgen vielfach dem gleichen Altersmuster: Phobien vor Tieren haben häufig ihren Beginn im frühen Grundschulalter, schwere Prüfungsängste in der Grundschulzeit und soziale Ängste in der Adoleszenz. Allerdings bleibt anzumerken, dass der skizzierte Verlauf erheblichen individuellen Variationen unterworfen ist.

## Klassifikation und Verbreitung von Angsterkrankungen

Angst warnt den Menschen normalerweise vor Gefahren und Bedrohungen. Durch das Angstgefühl wird der Körper in Alarmbereitschaft versetzt. Wir beginnen, die Gefährlichkeit einer Situation und unsere Handlungsmöglichkeiten abzuwägen und geeignete Abwehrmaßnahmen zu ergreifen. Das können zum Beispiel Reaktionen wie Flucht, Abwarten/Erstarren oder Angriff sein. Ist die Bedrohungssituation vorbei, verschwindet in der Regel auch die Angst.

Anders ist das bei einer Angststörung. Eine Angststörung besteht, wenn Angstreaktionen in eigentlich ungefährlichen Situationen auftreten. Die Angst steht in keinem angemessenen Verhältnis zur tatsächlichen Bedrohung. Betroffene erleben die Angst dennoch psychisch und körperlich sehr intensiv. Sie erkennen unter Umständen zwar, dass ihre Angst unangemessen oder unbegründet ist, können sie aber nicht ausschalten oder kontrollieren. Nachfolgend werden Anhaltspunkte aufgelistet, die für einen hohen Krankheitswert sprechen, sodass bei diesen ein Arzt oder Psychologe aufgesucht werden sollte. Der Verdacht auf eine Angsterkrankung liegt nahe,

- wenn der Betroffene **ohne reale Bedrohung** eine **massive Angstreaktion** zeigt (z. B. Angst vor einer Herzerkrankung hat, obwohl es keinerlei Anzeichen dafür gibt),
- wenn der Betroffene im **Vergleich zum Auslöser** eine **übertriebene Angstreaktion** zeigt (z. B. kann er ein Zimmer nicht mehr betreten, weil eine kleine Spinne in der Zimmerecke sitzt),
- wenn durch das Angstgefühl **soziale, berufliche oder private Beeinträchtigungen auftauchen** (z. B. kann der Betroffene nicht mehr in die Schule gehen oder mit dem Auto fahren und gefährdet deswegen die schulische Ausbildung oder könnte seinen Beruf verlieren),
- wenn der Betroffene ein **starkes Vermeidungsverhalten** zeigt (z. B. aufgrund einer Höhenangst nicht mehr auf den Balkon gehen bzw. sich nicht mehr an ein Fenster im ersten Stock stellen kann) und
- wenn der Betroffene **unter der Angst leidet (Leidensdruck)**.

Neben dem Aspekt, dass eine von außen erkennbare Situation, z. B. eine kleine Spinne in der Ecke des Schlafzimmers, keine massive (Angst-)Reaktion rechtfertigt (wie beispielsweise das Ausweichen in ein anderes Zimmer zum Schlafen), ist besonders der letzte Punkt, der Leidensdruck, bei Angsterkrankungen elementar, weil mit diesem

Leiden die Therapiemotivation einhergeht. Nicht jede Angst muss behandelt werden. Wenn jemand Angst hat, im Schwimmbad vom 10-Meter-Turm zu springen, und hauptberuflich kein Turmspringer ist oder werden möchte, ist das für den Betroffenen kein Problem. Ist man aber beruflich von einer für sich angstauslösenden Tätigkeit abhängig, sollte eine Behandlung erfolgen. In extremen Fällen können Angststörungen dazu führen, dass sich Betroffene völlig zurückziehen und somit dauerhaft arbeits- oder schulunfähig sind. In der ICD-10 (*International Statistical Classification of Diseases and Related Health Problems; dt. Internationale statistische Klassifikation der Krankheiten und verwandter Gesundheitsprobleme;* Dilling & Freyberger, 2014), nach der sich alle Ärzte und Psychologen in Deutschland mit ihren Diagnosen zu richten haben, sind folgende Angsterkrankungen katalogisiert (Tab. 2):

Tab. 2.: Übersicht über die Angsterkrankungen nach ICD-10 und ICD-11[1]

| **Ängste mit konkretem Auslöser** | | |
|---|---|---|
| Agoraphobie | ICD-10: F40.0<br>ICD-11: 6B02 | Angst vor Kontrollverlust in großen Menschenmengen, im öffentlichen Raum (vgl. gr. agorá – Marktplatz) |
| Soziale Phobie | ICD-10: F40.1<br>ICD-11: 6B04 | Angst vor Situationen, in denen man im Fokus der Aufmerksamkeit steht. Große Furcht, negativ bewertet zu werden |
| Spezifische Phobien | ICD-10: F40.2<br>ICD-11: 6B03 | Angst vor einzelnen Situationen oder Objekten |
| **Ängste ohne konkreten Auslöser** | | |
| Panikstörung | ICD-10: F41.0<br>ICD-11: 6B01 | Plötzlich auftretende sehr starke Angstreaktionen ohne konkreten Auslöser |
| Generalisierte Angststörung | ICD-10: F41.1<br>ICD-11: 6B00 | Ungerichtete und ständige Angst; ständige Sorge in mehreren Bereichen des alltäglichen Lebens |
| Angst und depressive Störung | ICD-10: F41.2<br>ICD-11: 6A73 | Gleichzeitiges Bestehen von Angst und Depression |

1 Die ICD-11 soll Januar 2022 in Kraft treten. Nach einer flexiblen Übergangszeit von 5 Jahren soll ausschließlich mit der ICD-11 kodiert werden.

## Ängste mit konkreten Auslösern

Die erste Gruppe der Angsterkrankungen bilden diejenigen, bei denen die emotionalen und körperlichen Reaktionen mit einem konkreten Auslöser verbunden sind. Diese Erkrankungen nennt man **phobische Störungen**. Phobien werden durch bestimmte Objekte oder Situationen ausgelöst. Sie bilden die pathologische Form der Furcht. Eine bekannte Phobie ist zum Beispiel die **Agoraphobie**, bei der sich Betroffene vor Menschenansammlungen und öffentlichen Plätzen fürchten. Sie wird deshalb auch „**Platzangst**" genannt. Menschen, die unter einer **spezifischen Phobie** leiden, zeigen eine dauerhafte und irrationale Angst vor bestimmten Objekten, Aktivitäten oder Situationen, bei denen die Angst aber im Verhältnis zur tatsächlichen Bedrohung sehr überzogen und unbegründet ist. Die häufigsten spezifische Phobien sind Spinnenangst, Schlangenangst, Flugangst, Spritzenangst, Höhenangst oder Angst vor engen Räumen wie Fahrstühlen, die sogenannte Klaustrophobie. Bei der **sozialen Phobie** haben die Betroffenen eine ständige Furcht, wenn sie sich vorstellen, in der Öffentlichkeit zu stehen und beobachtet zu werden. Diese Personen haben Angst vor einer möglichen Blamage, also davor, sich peinlich zu verhalten und daraufhin verspottet zu werden. Infolgedessen meiden die Betroffenen diese sozialen Situationen und ziehen sich immer weiter zurück. Selbst positive soziale Interaktionen können dann zu Ängstlichkeit führen, da die Betroffenen fürchten, mit der positiven Interaktion bei anderen Erwartungen zu wecken, die sie nicht immer erfüllen können.

## Ängste ohne konkrete Auslöser

Eine weitere Gruppe bilden Angsterkrankungen, bei denen kein konkreter Auslöser für die Angstreaktion vorliegt. Hier spricht man auch von sogenannten diffusen oder nicht objektbezogenen Ängsten, weil der konkrete Auslöser fehlt und sie somit – rein rational betrachtet – gegenstandslos sind. Zu diesen Angststörungen gehören die **Panikstörung** und die **generalisierte Angststörung**.

Menschen mit einer **Panikstörung** geraten immer wieder plötzlich und ohne erkennbare Ursache in Panik. Typisch für eine Panikattacke sind heftige körperliche Reaktionen. Dazu zählen zum Beispiel Herzrasen, Schweißausbrüche, Atemnot oder sogar die Angst vor dem eigenen Tod. Panikattacken treten anfallsartig auf und können mehrere Minuten andauern, bis die Symptomatik häufig spontan endet. Sie gehen oft mit einer starken Todesangst sowie einer ausgeprägten Erwartungsangst („Angst vor der Angst") einher. Der Leidensdruck ist bei Betroffenen riesig und der Glaube an die eigenen Handlungsmöglichkeiten stark eingeschränkt. Die Beschwerden bei der **generalisierten Angststörung** sind außerdem andauernd vorhanden. Menschen mit dieser Erkrankung sind ständig von übertriebenen Ängsten geleitet und zeichnen sich durch eine hohe körperliche und psychische Angespanntheit aus (z. B. erhöhte Pulsfrequenz, Unwohlsein). Da bei dieser Form der Angsterkrankungen konkrete Auslöser fehlen, wird ein vermeidlicher Auslöser häufig im Körper selbst gesucht, um für sich – aber auch für Außenstehende – eine greifbare Ursache benennen zu können. So befürchten die Betroffenen zum Beispiel, dass ihnen selbst oder nahestehenden Personen ein Unglück passiert oder dass sie eine ernste Krankheit bekommen. Dies geschieht, ohne dass es dafür reale Anhaltspunkte gibt. Eine solche Erkrankung führt bei Kindern und Jugendlichen häufig dazu, dass sie die elterliche Wohnung bis hin zu ihrem eigenen Zimmer aus Angst vor jedwedem Unheil nicht mehr verlassen können. Bei der **gemischten Form von Angst und Depression** bestehen bei dem Betroffenen Symptome beider Erkrankungen, ohne dass eine der beiden Störungen überwiegt.

### Trennungsängste bei Klein- und Schulkindern

Neben den bereits erwähnten Angsterkrankungen tritt noch ein weiteres Phänomen immer wieder auf, besonders bei Kindern ab dem 3. Lebensjahr – die sogenannte Trennungsangst, die unter die Kategorie *Emotionale Störungen des Kindesalters* fällt. Diese Angst, von den Eltern getrennt oder allein zu sein, ist bei Kleinkindern zwischen dem 7. und 12. Lebensmonat (das Fremdeln) sinnvoll, da kleine Kinder ihre Eltern zum Überleben brauchen. Daher ist diese Angst normal und wichtig für die Entwicklung. Die pathologisch relevante Störung „Trennungsangst" tritt hingegen nach dem 3. Lebensjahr auf und wird häufig bei Kindergarten- sowie teilweise noch bei Schulkindern beobachtet. Sie zeichnet sich durch folgende typische Merkmale aus: a) Angst und Unwillen, von den Eltern getrennt zu sein; b) Angst, den Eltern oder einem selbst könnte etwas Schlimmes zustoßen, z. B. Unfall, Entführung; c) Angst oder Weigerung, allein zu schlafen oder tagsüber allein zu sein; d) häufiges Aufstehen in der Nacht, um bei den Eltern zu schlafen e) physiologische Symptome wie Kopfweh, Bauchweh, Übelkeit vor oder während der Trennungssituation (sog. maskierte Symptome, hinten denen die Primärerkrankung wie hinter einer Maske versteckt ist) und f) heftige Reaktionen zur Vermeidung des Kindergarten- oder Schulbesuches.

Treten solche Symptome auf, ist es sinnvoll, sich Unterstützung bei einer psychologischen Beratungsstelle oder im Falle von Schulkindern beim schulpsychologischen Dienst zu holen. Klassische Interventionen wären hier neben der Arbeit mit dem Kind (z.B. eine Expositionsbehandlung, d.h. die kleinschrittige Heranführung an den angstauslösenden Reiz, die Einführung von Verhaltensverträgen und Entspannungstechniken) und den Eltern (Analyse des familiären Settings in Bezug auf fehlende Routinen und Rituale) auch die Ergreifung von pädagogischen Maßnahmen in den jeweiligen Einrichtungen (z.B. co-therapeutische Unterstützung bei der Exposition und der Durchführung der Verhaltensverträge).

Es gibt darüber hinaus noch weitere Angsterkrankungen, die in der Regel nur bei Klein- und Schulkindern auftreten. Hierzu gehört der sogenannte **Nachtschreck**, alias Pavor nocturnus. Darunter versteht man ein heftig erregtes Aufschrecken in der Tiefschlafphase ohne wirkliches und bewusstes Aufwachen. Das Auftreten von Ängsten nach extremen emotionalen Belastungen, wie z.B. nach einem Unfall, ist ebenfalls möglich und wird auch als **Anpassungsstörung** bezeichnet.

## Verbreitung von Angsterkrankungen

Eine Angsterkrankung gehört zu der am häufigsten gestellten psychischen Diagnose in Deutschland. Angaben zur Häufigkeit von Angststörungen liegen aus einer großen Bevölkerungsstudie zur Gesundheit Erwachsener in Deutschland vor (Ermann, 2019). Demnach sind etwa neun von 100 Männern und 21 von 100 Frauen im Alter von 18 bis 79 Jahren innerhalb eines Jahres von einer Angststörung betroffen. 15 von 100 Frauen und fünf von 100 Männern haben eine spezifische Angststörung (Phobie), also eine Angststörung, die einen konkreten Auslöser hat. Dabei kann der Erkrankungsbeginn sehr variieren: So treten Panikstörungen meist eher im Jugendalter auf, Trennungsangststörungen eher im Kindesalter. Generell liegt die Auftretenswahrscheinlichkeit von Angststörungen bei Kindern und Jugendlichen bei sechs bis 20 %.

## Differenzialdiagnostik bei Angsterkrankungen

Eine umfangreiche und gewissenhafte Diagnostik ist bei Angsterkrankungen unabdingbar. Die Hauptursachen für ausgeprägte Ängste sind in der Regel eigenständige, pathologische Angsterkrankungen. Sie zeigen sich in unterschiedlichen Ausprägungen wie z. B. als Phobien, Panikstörungen oder generalisierte Angststörungen. Zudem gibt es gemischte Angststörungen.
Darüber hinaus gehen manche psychische und physische Erkrankungen zwar mit Angstsymptomen einher, bilden aber keine eigenständige Angsterkrankung. So können intensiver sowie dauerhafter privater und beruflicher Stress oder starke seelische Belastungen (z. B. Trennung der Eltern, Tod des Ehepartners) zu anhaltenden Angstgefühlen oder Panikanfällen führen. Sehr häufig treten krankhafte Ängste mit Erkrankungen wie Depressionen, Zwangsstörungen oder anderen psychischen Erkrankungen in Kombination auf. Tiefsitzende, dauerhafte Ängste können ferner die Folge traumatischer Erlebnisse sein (z. B. jahrelange emotionale Misshandlung) und zu den Symptomen einer posttraumatischen Belastungsstörung gehören. Darüber hinaus kann die Einnahme von speziellen Medikamenten oder von Alkohol und Drogen starke Angstsymptome auslösen. Bei solchen Konstellationen sollte immer neben einer psychologischen Abklärung auch ein Arzt konsultiert werden. Hat dieser mögliche körperliche Erkrankungen ausgeschlossen, sind die Auslöser für neu auftretende, übermäßige Ängste meist psychischer Natur.

**„Aufgrund von Angst versagt mir die Stimme!“**

Der elektive Mutismus wird häufig fälschlicherweise den Sprachstörungen zugeordnet, obwohl dieser in der Kategorie der Angststörungen zu finden ist (F94.0). Hierbei handelt es sich um die Unfähigkeit, in bestimmten sozialen Situationen zu sprechen (z. B. in der Schule), obwohl es in anderen Situationen durchaus möglich ist (z. B. zu Hause in der Familie). In der Regel sind keine fehlenden Sprachfertigkeiten oder Defizite bezüglich der Artikulation, der expressiven oder rezeptiven Sprache vorhanden. Ursachen sind bestimmte Persönlichkeitsmerkmale (z. B. ängstlich-scheues Temperament, vor allem erhöhte Verhaltenshemmung) oder psychosoziale Faktoren (z. B. Migrationshintergrund, erhöhte Aufmerksamkeit durch Schweigen [operante Konditionierung]). Bei frühzeitiger Diagnosestellung und Therapie liegt eine günstige Prognose vor.

## Prüfungsangst

Sorgen und Angespanntheit vor einer Prüfung sind in einem gewissen Maß normal. Pathologisch werden die Gedanken um die Prüfung, wenn sie durch übertriebene und unrealistische Befürchtungen gekennzeichnet sind und dadurch die Angst gesteigert wird. Auch können die Testsituation oder andere Hinweisreize, z. B. die Ankündigung einer Prüfung, starke Angst auslösen. So gehen Zeidner und Most (1992) davon aus, dass Prüfungen eine besondere Bedeutung bezüglich der Entstehung von Angstreaktionen haben, weil man sich als Schüler, Auszubildender oder Student diesen nicht entziehen kann und somit dieser Situation immer wieder ausgesetzt wird.

Prüfungsangst kann definiert werden „*als eine anhaltende und deutlich spürbare Angst in Prüfungssituationen und/oder während der Zeit der Prüfungsvorbereitung, die den Bedingungen der Prüfungsvorbereitung und der Prüfung selbst nicht angemessen ist. Die Angst äußert sich auf den Ebenen Verhalten, Gefühle, Gedanken und körperlichen Reaktionen. Wir sprechen von klinisch relevanten Prüfungsängsten, wenn die Ängste das alltägliche Leben und/oder den Studien- bzw. Ausbildungsverlauf deutlich beeinträchtigen*“ (Fehm & Fydrich, 2013, S. 19).

Aufgrund von diversen Definitionen von Prüfungsangst und fehlenden diagnostischen Kriterien und Grenzwerten (LeBeau et al., 2010) herrscht Uneinigkeit über die Klassifikation von Prüfungsangst. In den Klassifikationssystemen ICD-10 (Dilling & Freyberger, 2014) sowie im DSM-5 (*Diagnostic and Statistical Manual of Mental Disorders, fünfte Auflage; dt. Diagnostischer und statistischer Leitfaden psychischer Störungen*; American Psychiatric Association, 2015) taucht Prüfungsangst nicht als eigenständige Störung auf. Verbreitet ist die Diagnose der Prüfungsangst als soziale Phobie (Herzer, Wendt & Hamm, 2014). Zur Verbreitung von Prüfungsangst bei Kindern und Jugendlichen gibt es verschiedene Angaben. Bei ca. 11 Millionen Schülern, 2,9 Millionen Studenten und 1,4 Millionen Auszubildenden, die täglich lernen und Prüfungen absolvieren müssen, geht man von 10 bis 12 % Betroffenen aus, die eine Angst vor Prüfungen an sich haben oder auch die Angst, diese nicht bestehen zu können. Angst vor Prüfungen ist bei den Geschlechtern ungefähr gleich verteilt: 13 % Jungen, 15 % Mädchen. Es sind allerdings Unterschiede bei den Schularten zu verzeichnen: So leiden Schülerinnen und Schüler an Hauptschulen tendenziell mehr unter Ängsten vor Prüfungen als Gymnasiasten (Bäuerle & Kury, 1980; Döpfner et al., 2006; Kossak, 2016).

### Symptome von Prüfungsangst

Die Angstsymptome bei Prüfungsangst unterscheiden sich nicht grundlegend von den Reaktionen bei anderen Angsterkrankungen. Zur Erläuterung der Angstsymptome bei Prüfungsangst hat sich das „Vier-Ebenen-Modell" bewährt (siehe Abb. 2.; Fehm & Fydrich, 2013).

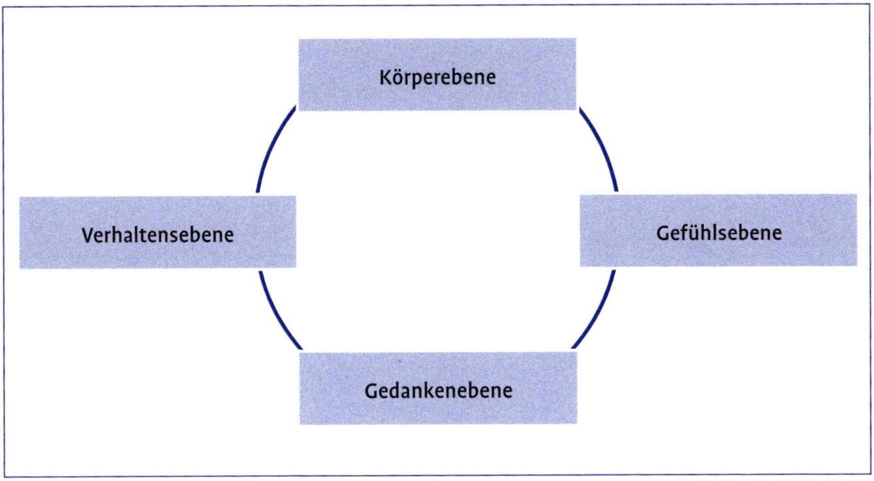


Abb. 2: Die vier Ebenen der Angstreaktionen

Den Bereich der Körperebene bilden die **körperlichen bzw. physiologischen Reaktionen** wie starkes Herzklopfen, Schwindel, Mundtrockenheit, Schwitzen, Erröten des Gesichts, schnelle Atmung bis hin zu Kopfschmerzen und Übelkeit. Diese sind alle Anzeichen für eine gesteigerte Aktivität des autonomen Nervensystems, dass vor allem bei Kampf- und Fluchtreaktionen aktiviert wird. Neben den körperlichen Symptomen sind auch häufig **negative Gedanken** und **Gefühle** vorhanden. So können auf emotionaler Ebene Unsicherheits- und Hilflosigkeitsgefühle, depressive Verstimmung oder Verzweiflung auftreten. Auf der **kognitiven Ebene** zeigen sich Symptome wie Katastrophengedanken, gedankliche Leere, Selbstabwertung, Insuffizienzgefühl oder Schuldgefühle (z. B. *„Ich bin einfach zu doof für Mathematik – ich bin insgesamt zu doof für das Gymnasium!"*).

Als Reaktion auf die körperlichen, emotionalen und kognitiven Symptome entsteht bei den Betroffenen häufig ein Fluchtverhalten, was sich in einem Vermeidungsverhalten ausdrückt **(Verhaltensebene)**. Das bedeutet, dass Handlungen durchgeführt werden, bei denen der angstauslösende Reiz (z. B. die Prüfung in der Schule) oder die Situation (z. B. Prüfungsvorbereitung) vermieden wird. So klagen Schulkinder häufig über (reale oder auch vorgeschobene) Bauchschmerzen, Kopfschmerzen und Übelkeit an Tagen, an denen eine Leistungserhebung ansteht. Diese *maskierte Form der Angst* kann am Vorabend, beim Frühstück oder auch in der Schule kurz vor der Prüfung auftreten. Jugendliche beispielsweise verweigern stellenweise komplett den Schulbesuch, indem sie das Haus nicht verlassen möchten, oder einfach nicht bei der Schule ankommen. Vor allem jüngere Kinder sagen nicht, dass sie Angst haben, sondern äußern sich über ihre emotionale Belastungssituation in der Regel nur durch Vorschieben körperlicher Symptome. Das hat zur Folge, dass die Kinder meist mit ihren Eltern zahlreiche Arztbesuche – ohne eine Diagnose – hinter sich gebracht haben, bevor ein Psychologe aufgesucht wird und dieser die Diagnose Angststörung stellt.

Häufig entsteht aus den Symptomen heraus ein Teufelskreis, der sich verselbstständigt und von den Betroffenen nur mehr schwer eigenständig durchbrochen werden kann (siehe Abb. 3).

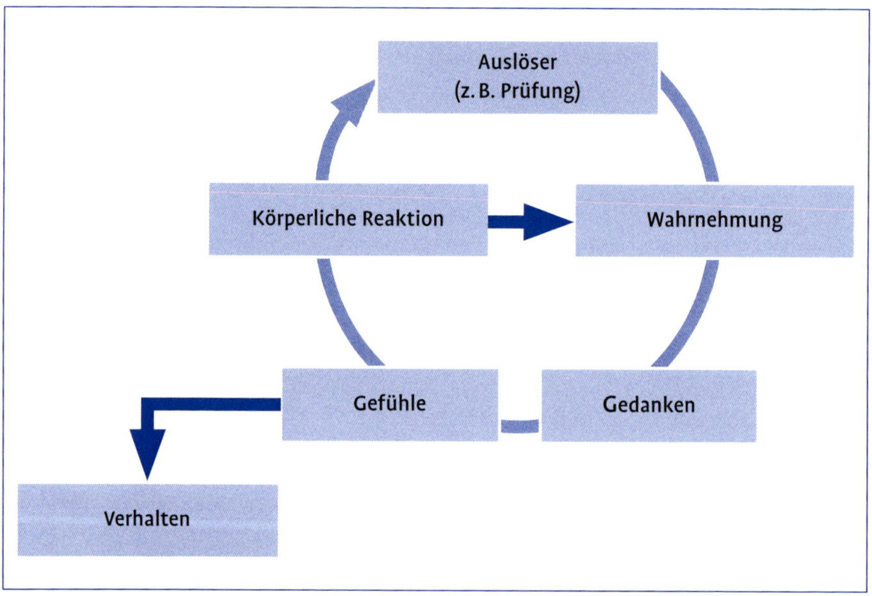


Abb. 3: Der Teufelskreis der Angststörungen

So fokussiert ein Betroffener bei einem gefahrenbesetzten Auslöser, z. B. einer Prüfung in der Schule, seine Wahrnehmung auf diese Situation. Mit der Konzentration auf diese Situation beginnen die dysfunktionalen Gedanken wie *„Mathematik habe ich noch nie verstanden"*. Aufgrund dieser gedanklichen Beschäftigung entstehen dann unangenehme Gefühle wie Unsicherheits- und Hilflosigkeitsgefühle, die wiederum körperliche Symptome wie Herzrasen und Schwitzen auslösen. Ab diesem Zeitpunkt wird die Aufmerksamkeit häufig nicht mehr auf den Angstauslöser selbst gerichtet, sondern auf die körperlichen Symptome, die wieder „falsch" interpretiert werden. Der Teufelskreis verschärft sich und fängt von vorne an. In der Regel wird der Betroffene aufgrund der vorherrschenden negativen Gefühle (z. B. Hilflosigkeit und Ohnmachtsgefühl) animiert, aktiv zu werden. Somit wendet die Person eine Strategie an, die ihr zur Verfügung steht und leicht anwendbar ist. Diese vermeintlich positive Copingstrategie ist in der Regel das Vermeidungsverhalten (z. B. Bauchschmerzen vortäuschen, um den Schulbesuch zu verhindern). Dieses Notverhalten verschafft dem Betroffenen für kurze Zeit eine Erleichterung, löst das grundlegende Problem aber nicht. Mitunter erfolgt auch eine gegenteilige Reaktion, indem mit Angriff bzw. Kampf reagiert wird. Hier zeigen die betroffenen Kinder und Jugendlichen stark aggressive Verhaltensweisen, die allein aus dem Gefühl, der Situation nicht Herr zu werden, entstehen. Diese Angst oder Frustration sorgt für handlungsaktivierendes Verhalten wie verbale Aggressionen und oppositionelles Verhalten gegenüber Eltern, Lehrkräften oder Freunden. Diese Tendenzen sind nicht selten im Primarbereich zu erkennen und vor allem bei Jungen zu beobachten (Prölß, 2020).

**Die Schule aufgrund von Angst zu vermeiden, ist nachvollziehbar, aber kontraproduktiv!**

Das Vermeidungsverhalten ist eine nachvollziehbare Maßnahme, aber es muss dem Betroffenen und dessen Angehörigen bewusst sein, dass diese Bewältigungsstrategie auf Dauer nicht sinnvoll ist und sogar zu einer Verschärfung der Angst (Chronifizierung) führen kann. Im schlimmsten Fall kann dieses Verhalten zunehmend die gesamte Lebensqualität des Betroffenen und seiner Angehörigen reduzieren.

Aber wie kommt es zu einer pathologischen Schulvermeidung? Meistens äußert sich ein schulängstliches Kind an einem bestimmten Tag gegenüber den Eltern zunächst sehr vage, dass es sich nicht wohlfühlt. Die Eltern zeigen Verständnis und erlauben dem Kind, an diesem Tag zu Hause zu bleiben (= beschützen). Das Kind lernt somit, dass es ohne größere Konsequenzen den Schulbesuch vermeiden kann und zusätzlich stellt sich noch eine kurzfristige Verringerung der

Angst ein. Findet diese Strategie über mehrere Wochen hinweg Anwendung (z. B. immer donnerstags), kann irgendwann einmal nicht mehr unterschieden werden, ob die Angst vor der Schule wirklich begründet ist, weil der Betroffene dem potenziell angstauslösenden Reiz nicht mehr ausgesetzt wird. Dadurch chronifiziert sich das Verhalten, was gegen Ende zu aggressivem Schulvermeidungsverhalten (z. B. Schlagen, Treten, Sich-ins-Zimmer-Einsperren) führen kann.

## Auswirkungen von Prüfungsangst

Eine Angststörung kann viele Bereiche des alltäglichen Lebens des Betroffenen einschränken bzw. beeinflussen. So haben viele Menschen, die an einer Angst leiden (z. B. einer speziellen Phobie) sehr häufig eine **weitere Angsterkrankung** (z. B. soziale Angst). Studien belegen hier eine Komorbiditätsrate von 50 %, d. h., die Hälfte aller Angststörungen ist mit einer weiteren Angststörung kombiniert. Darüber hinaus liegen Belege vor, dass vor allem Kinder und Jugendliche sehr häufig begleitend zu einer Angsterkrankung eine depressive Erkrankung entwickeln (Esser, 2015; Herzer, 2014).

Neben den psychischen Begleiterkrankungen beklagen viele prüfungsängstliche Schüler und Studenten, dass sie sich schlecht konzentrieren können und Probleme haben, ihre **Aufmerksamkeit** auf Prüfungsaufgaben zu richten: Je mehr sie es versuchen, desto schlechter wird der Abruf von gelerntem Wissen. Dieses Phänomen ist unter dem Schlagwort *Aufmerksamkeitshypothese* bekannt und in zahlreichen Studien belegt worden (Zeidner, 1998). Man könnte vereinfacht sagen, der emotionale Ausnahmezustand blockiert den Abruf von kognitivem Wissen.

Zudem ist bei Betroffenen sehr häufig ein Defizit im Bereich des **Selbstwertes** zu beobachten. So fanden Forscher 2018 bei Gymnasiasten einen signifikanten Zusammenhang zwischen Prüfungsangst und Selbstwertgefühl heraus: Hohe Werte bei der Prüfungsangst gehen mit einem niedrigen Selbstwert einher, wohingegen mit zunehmendem Selbstwertgefühl die Prüfungsangst abnimmt. Gute akademische Leistungen wirken sich positiv auf das Selbstwertgefühl aus und beugen somit einer Prüfungsangst vor (Sari et al., 2018).

Auch der Zusammenhang von Lernen und Prüfungsangst wurde in Studien untersucht. Forscher gehen davon aus, dass ein gelungener **Lernprozess** durch selbstregulative Lernkontrollen gekennzeichnet ist, weshalb das eigenständige Lernen einer Prüfungssituation durchaus ähnelt und diese somit dem Prüfling bekannt ist und nicht als

Angstauslöser fungiert. Ferner wurde eine Beeinträchtigung der schulischen Leistungen durch Prüfungsangst mit Daten einer Längsschnittuntersuchung belegt, bei der die Schulleistung und Prüfungsangst zu drei Messzeitpunkten untersucht wurden. Dabei zeigte sich ein signifikant negativer Effekt, d.h., je stärker die Angst ausgeprägt war, umso schlechter waren die Schulleistungen (Von der Embse et al., 2018). Dieser Wert sollte nicht als gegenstandslos betrachtet werden, da Prüfungsängste Lernverhalten vor allem dann beeinflussen, wenn die Bedrohung durch die Prüfung das ganze schulische Leben determiniert (Schnabel, 1996).

**Angsterkrankungen und Suchtmittel – Fluch oder Segen?**

Menschen, die an einer Angststörung leiden, haben einen hohen Leidensdruck. Besonders problematisch ist diese Situation bei Ängsten, die keinen konkreten Auslöser haben, wie Panikattacken oder auch die generalisierte Angststörung. Hier hilft das Mittel der Vermeidung nur bedingt. Daher begünstigen solche Krankheiten die Einnahme von Suchtmitteln und die Entwicklung einer Sucht nach eben diesen. Warum ist das so?

Die Betroffenen merken, dass sie mit ihren Handlungsweisen die unangenehmen Symptome nur begrenzt oder gar nicht reduzieren können. Die Einnahme von Alkohol oder Drogen wie Haschisch hilft den Betroffenen, sich zu beruhigen und somit bei der Regulation ihrer Emotionen. Man kann es kurz formulieren: Alkohol und andere Drogen dienen zur emotionalen Selbstregulation, also zur Beruhigung.

Aber nicht nur das Konsumieren von Drogen oder Alkohol kann den Beginn einer Sucht markieren, sondern auch die regelmäßige Einnahme von Medikamenten. Ein beliebte Medikamentengruppe, die häufig bei Angsterkrankungen zur Anwendung kommt, ist die Gruppe der Benzodiazepine (bekannte Handelsprodukte sind beispielsweise Valium® und Tavor®). Diese Medikamente wirken angstlösend, beruhigend sowie schlaffördernd und kommen immer dann im medizinischen Setting zum Einsatz, wenn der Klient durch seine Angsterkrankung handlungsunfähig ist.

Man darf bei der medikamentösen Therapie aber nicht vergessen, dass die Medikation an sich nicht für eine Dauertherapie geeignet und vor allem auch nicht gedacht ist. Natürlich ist eine Medikation bei schweren Krankheitsverläufen oder im Akutfall absolut indiziert, aber sie darf nicht als vollwertiger Ersatz für eine psychotherapeutische Behandlung gesehen werden. Die Tabletten lösen schnell die Angstsymptome auf, haben aber dann den Effekt, als „Vermeidungsinstrument" eingesetzt zu werden, was die langfristige Auflösung des Angstkreislaufes verhindert. Somit sind Medikamente kein Allheilmittel, sondern sollten als Instrument gesehen werden, welches dem Betroffenen ermöglicht, an der Ursache der Angst zu arbeiten. Das Fernziel sollte es aber sein, ohne Medikation im Leben zurechtzukommen bzw. diese nur im Notfall einzusetzen. Zudem muss man bei diesen Medikamenten bedenken, dass sie über einen längeren Einnahmezeitraum neben der psychischen Abhängigkeit (*„Ich brauche meine Tablette, damit ich keine Angst mehr habe!"*) auch zu einer starken physiologischen Abhängigkeit führen können (Illy, 2016; Margraf, 2017).

# Ursachen von Angsterkrankungen

## Modelle zur allgemeinen Angstentstehung

Zur Erklärung des Phänomens Angst gibt es verschiedene Ansätze und Sichtweisen. Der **neurobiologische Ansatz** geht davon aus, dass körperliche sowie biologische Faktoren, wie beispielsweise Auffälligkeiten in der neuronalen Verarbeitung in speziellen Hirnarealen, für die Auslösung von Ängsten verantwortlich sind bzw. deren Entstehung begünstigen. So wurde in den 1990er-Jahren ein Gen mit dem Namen 5-HTT entdeckt, das Bauanleitungen für die sogenannten Serotonintransporter (im Volksmund als Glückshormon bezeichnet) beinhaltet (Lesch et al., 1996). Bei Forschungen konnte man nachweisen, dass dieses Gen tatsächlich Einfluss auf den Gemütszustand (z. B. Freude, Angstempfinden und depressive Verstimmungen) von Menschen hat. Trotz dieser Erkenntnis muss man darauf hinweisen, dass es eine unzulässige Verallgemeinerung darstellen würde, wenn man die Entstehung von Angsterkrankungen nur auf Auffälligkeiten auf diesem Genom zurückführen würde. So können auch Personen mit Auffälligkeiten auf diesem Gen sich gesund entwickeln, wenn die Umweltfaktoren (z. B. Erziehungsverhalten der Eltern) positiv wirken. Die Entstehung von seelischen Erkrankungen stellt immer ein komplexes Wechselspiel zwischen Anlage und Umwelt dar. Somit sind die weiteren psychischen Faktoren bei der Entstehung von Angsterkrankungen eine nicht zu unterschätzende Größe.

Ein Modell, das beide Komponenten – genetische Disposition und Einfluss der Umwelt – berücksichtigt und auch für die Erklärung von Depressionen angewendet wird, ist das **Vulnerabilitäts-Stress-Modell** (Schneider, 2017). Bei diesem Modell geht man davon aus, dass es zwei Komponenten gibt: auf der einen Seite die Vulnerabilität, also die Anfälligkeit einer Person für eine bestimmte Krankheit und auf der anderen den Stress, den man sich als Summe aktueller oder über einen gewissen Zeitraum angesammelter Belastungen vorstellen kann. Die Vulnerabilität kann unter anderem genetisch oder lerngeschichtlich determiniert sein und als Anlage des Menschen, auf eine bestimmte Weise auf Belastungen zu reagieren, interpretiert werden. Unter Stressoren versteht man Belastungen wie negative Ereignisse (z. B. Trennung, Tod einer geliebten Person, Verlust des Jobs) sowie chronische Zustände in Form von dauerhaften Konflikten (z. B. Mobbing) oder Überforderung am Arbeitsplatz/in der Schule. Kommen mehrere Faktoren zusammen, wie dauerhafte Belastung durch kognitive Überforderung in der Schule und akuter Stress (z. B. Trennung der Eltern), kann es zum Ausbruch einer Angststörung kommen (siehe Abb. 4).

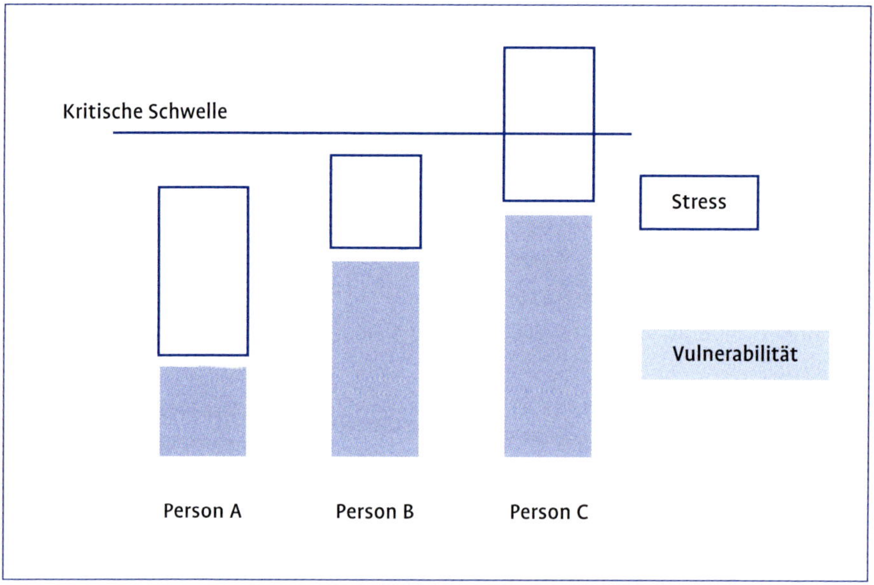


Abb. 4: Das Vulnerabilitätsmodell

In Abbildung 4 kann man deutlich erkennen, wie die verschiedenen Faktoren Vulnerabilität und Stress aufeinander einwirken bzw. sich summieren. Person A hat einen niedrigen Vulnerabilitätsfaktor und kann deswegen mehr Stress ertragen als Person B. Bei Person C ist die kritische Schwelle – bei gleichem Stressniveau wie Person A – aufgrund der bereits bestehenden hohen Vulnerabilität relativ schnell deutlich überschritten. Je mehr Vulnerabilität also vorhanden ist, desto weniger Stress ist nötig, um an die individuelle Belastungsgrenze zu stoßen.

Ein sehr verbreitetes, behavioristisches Erklärungsmodell bildet der **lerntheoretische Ansatz**, der besagt, dass dysfunktionales Verhalten oder krankhafte Symptome das Produkt von verfehlten Lernvorgängen sind. Das impliziert zugleich, dass dieses erlernte Fehlverhalten wieder „verlernt" werden kann. Der Klient soll daher durch eine Therapie befähigt werden, das ungünstige Verhalten (z. B. Vermeidung des Schulbesuchs) zu „verlernen", was wiederum zu einer deutlichen Reduktion der Symptome und des Leidensdruckes führen soll. Ein gängiger Vorgang aus dem Bereich der Lerntheorien ist das klassische Konditionieren. Hier hat der Klient aufgrund eines Lernvorgangs Angst vor einem bestimmten Reiz entwickelt. Ein bekanntes Experiment dazu ist *„Der kleine Albert"* (Watson & Rayner, 1920). Hierzu wurde bei einem Kind (Albert, 11 Monate) ein sehr lautes Geräusch (ein Gong, der Angstreaktionen beim Kind auslöste) mit einer weißen Ratte (keine Angstreaktion) kombiniert. Diese Kopplung zwischen einem angstauslösenden Reiz (lautes Geräusch) und einem neutralen Reiz, der zunächst keine Angstreaktion auslöste (weiße Ratte), wurde über einen längeren Zeitraum dem Kind immer wieder dargeboten. Die kombinierte Darbietung dieser Reize hatte zur Folge, dass der Junge irgendwann einmal starke Angstreaktionen allein beim Anblick der weißen Ratte zeigte, obwohl kein lauter Gong diese Begegnung begleitete. Diese Angstreaktion hat sich später auf weitere weiße „Felltiere" wie Kaninchen ausgeweitet. Man spricht hier in der Psychologie von einer Generalisierung. Ein solcher vorausgegangener Lernvorgang kann beispielsweise die Entstehung einer Phobie erklären: Ein Kind wurde einmal von einem Hund gebissen und zeigt daraufhin Angstreaktionen bei allen hundeähnlichen Tieren.

Beim **operanten Konditionieren** geht man davon aus, dass die Konsequenzen, die auf ein Verhalten folgen, starken Einfluss darauf haben, ob dieses Verhalten häufiger oder seltener gezeigt wird. Bekommt ein Kind eine Belohnung für ein positives Verhalten (z. B. Aufräumen des Zimmers) wird es dieses Verhalten wahrscheinlich wieder zeigen. Diese Verstärkung kann aber auch in die andere Richtung wirken, wenn Eltern das gezeigte Verhalten des Kindes ungünstig verstärken, indem sie beispielsweise bei der Abholung ihres Kindes von der Schule (z. B. wegen Unwohlsein vor einer Prüfung) anschließend einen Zwischenstopp bei einem Fast-Food-Restaurant einlegen bzw. dem Schüler zu Hause erlauben, den restlichen Tag nur noch vor der Playstation zu verbringen. Auch eine negative Verstärkung wie die Anwendung von drakonischen Strafen bei schlechten Noten (z. B. emotionale Kälte der Eltern, körperliche Züchtigung) kann dazu führen, dass gewisse Verhaltensweisen gezeigt (z. B. Verstecken oder Verheimlichen von Schulaufgaben) oder vermieden werden (z. B. Krankheit am Prüfungstag).

**Die Angst vor der Angst**

Eine Angststörung kann sich unter Umständen ganz von alleine, ohne weitere negative Erfahrungen verstärken. Es kann sogar eine Angst vor der Angst (= Erwartungsangst) auftreten. Hier können drei Ursachen benannt werden (Metzig & Schuster, 2009):

**Intensität der Angst.** Eine Erwartungsangst entsteht häufig, wenn die Angstsymptomatik besonders intensiv und als sehr bedrohlich erlebt wurde und der Betroffene dieses Erlebnis auf gar keinen Fall erneut durchleben möchte (z. B. Panikattacke). Besonders hoch ist die Gefahr der Entwicklung einer Erwartungsangst, wenn bei der eigentlichen Angsterkrankung der Auslöser nicht bekannt ist.

**Leistungsbeeinträchtigung.** Des Weiteren tritt eine Erwartungsangst oft vor Leistungssituationen auf (kognitiver, sportlicher/körperlicher oder sozialer Bereich). Durch die Angst, dass man die gewohnte Leistung nicht abrufen kann, verstärken sich dysfunktionale kognitive Prozesse und das Denken ist nicht mehr flexibel genug, um in Prüfungssituation angemessen reagieren zu können. Auch einfache soziale Gepflogenheiten, sprich ein zwangloser Small Talk mit dem Prüfer, werden gehemmt. Im schlimmsten Fall kommt es zum Blackout.

**Wahrnehmung anderer.** Bei der letzten Ursache spielt die Reaktion anderer eine große Rolle. Viele Betroffene haben Angst, dass Umstehende die Angst bemerken und dann dementsprechend (inadäquat) darauf reagieren (z. B. den Betroffenen direkt ansprechen, spötteln). Diese Grundunsicherheit wirkt sich auf alle Gespräche und Interaktionen aus. Hier ist der Bereich des Selbstwertgefühls und der Selbstsicherheit stark betroffen.

Ist die Angst vor der Angst einmal aktiviert, beginnt der bekannte Teufelskreis, den man nur mit gezielten Maßnahmen (siehe Kap. *Spezielle Interventionen bei Prüfungsangst*) durchbrechen kann.

Der dritte Ansatz, der zur Erklärung von Angststörungen verwendet werden kann, ist die **psychodynamische Theorie** (Ermann, 2019; Mentzos, 1989). Dieser Ansatz geht von der Existenz eines Unbewusstseins aus. Dass es unbewusste Anteile in der menschlichen Psyche gibt, zeigt sich nicht nur bei psychiatrisch relevanten Krankheitsbildern (z. B. der emotional-instabilen Persönlichkeitsstörung), sondern auch bei Träumen oder in zwischenmenschlichen Situationen (z. B. beim „Freudschen Versprecher"). Dieser unbewusste Anteil der menschlichen Psyche, der dem Klienten nicht bewusst zugänglich ist, bietet einen Erklärungsansatz für die Angstsymptome. Meistens kam es in der Ver-

gangenheit (i. d. R. in der Kindheit) des Betroffenen zu negativen Lernerfahrungen oder Lebensereignissen, aus welchen innere (pathologische) Konflikte entstanden sind. Auf diese frühkindlichen Erfahrungen können Betroffene häufig nicht bewusst zugreifen und brauchen dementsprechend Unterstützung durch einen Therapeuten. So könnte es beispielsweise sein, dass ein Kind in seinen ersten Lebensjahren nie Zuwendung oder Aufmerksamkeit erfahren hat und selbst in bedrohlichen/angstauslösenden Situationen keine Hilfe oder Unterstützung seitens der Bezugspersonen (i. d. R. der Eltern) erhalten hat. Dies kann dann zu einem chronischen Urmisstrauen führen, was sich in späteren Lebensjahren in einer generalisierten Angststörung ausdrücken kann.
Bei Ängsten mit konkreten Auslösern, z. B. Phobien, spricht der Tiefenpsychologe vom „symbolischen Charakter" der Angst. Wenn ein Kind vor einer harmlosen Puppe, die in der Ecke seines Schlafzimmers steht, in der Nacht Angst hat, vermutet man hinter dieser Angst eine mentale Verschiebung. So könnte hier die Angst vor einem imaginären, bösen Mann unbewusst auf die Puppe verschoben worden sein. Dies erfolgt aufgrund von Eigenschaften (listig, unberechenbar, kommt in der Nacht), die das Kind dem Übertragungsobjekt (= Puppe) sowie dem imaginären Angstobjekt (= Mann) zuschreibt (siehe Kap. *Begriffsklärung und Definition von Angst*, Tab. 1).

## Modelle zur Entstehung speziell von Prüfungsangst

Neben den bereits genannten allgemeinen Erklärungsansätzen zur Entstehung einer Angststörung, gibt es spezielle Modelle, die zur Entstehung einer Prüfungsangst herangezogen werden und an denen sich häufig die Interventionen in der Schule oder Therapie orientieren.

### Die Angsttheorie nach Liebert und Morris (1967)

Nach Liebert und Morris (1967) ist (Prüfungs-)Angst eine Kombination aus zwei Komponenten: einem kognitiven Faktor und einem emotionalen Faktor (siehe Abb. 5). Der kognitive Faktor *(worry bzw. Besorgtheit)* lässt sich als kognitiver Ausdruck von Sorgen über die eigene Leistung, Selbstzweifel oder gedankliche Vorwegnahme des Versagens beschreiben. Hierbei spielt also die Besorgnis über Konsequenzen des Versagens oder die besseren Fähigkeiten der anderen im Vergleich zu den eigenen Fähigkeiten eine Rolle. Im Gegensatz dazu beinhaltet der emotionale Faktor *(emotionality bzw. Aufgeregtheit)* autonome Reaktionen, die unter Prüfungsstress auftreten. Der emotionale Faktor macht sich vor allem durch unangenehme Gefühle wie Nervosität, Anspannung und der Wahrnehmung eigener körperlicher Symptome (z. B. Herzrasen und schnelle Atmung) bemerkbar.

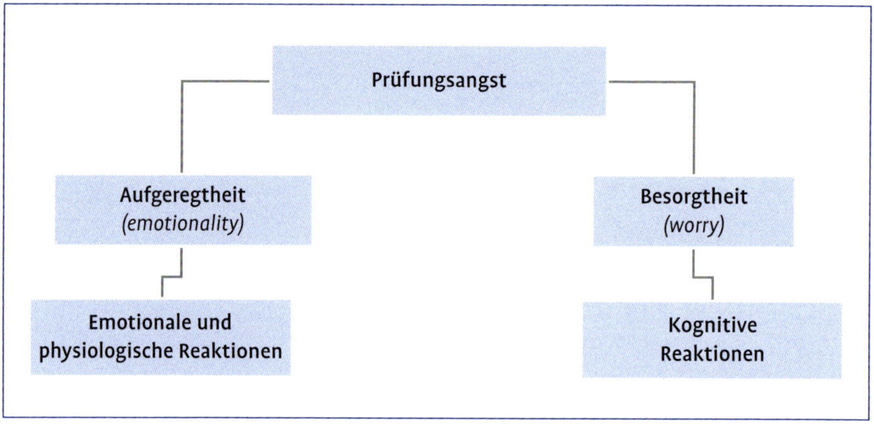


Abb. 5: Aufgeregtheit und Besorgnis sorgen für Angstreaktionen

In der Regel tritt zuerst eine emotionale und physiologische Reaktion wie beispielsweise Schwitzen, Herzrasen und Mundtrockenheit bei einer Stresssituation auf. Geübte, selbstsichere Personen reagieren dann nicht mit Besorgtheit auf diese körperlichen Reaktionen, die absolut normal und auch sinnvoll sind, sondern mit funktionalen, förderlichen Gedanken, wie beispielsweise *„Das ist doch normal, dass man vor einer Prüfung nervös ist!“; „Ich habe gut gelernt, was soll mir schon passieren!“*. Bei prüfungsängstlichen Personen werden die physiologischen Symptome dysfunktional gedeutet, wie *„Jetzt werde ich nervös, weil ich zu wenig gelernt habe!“; „Ich bekomme jetzt Herzrasen, weil die Prüfungen von Herrn Maier zu den schwersten der Schule gehören!“*. Durch diese negative Bewertung verstärken sich die körperlichen Reaktionen und ein Teufelskreis entsteht, der schlimmstenfalls in einem Blackout enden oder sogar zu einem psychogenen Stupor (psychisch ausgelöste Bewusstlosigkeit) führen kann.

### Die Stresstheorie nach Lazarus und Folkman (1984)

Neben der Angsttheorie von Liebert und Morris (1967) hat sich im alltäglichen Gebrauch die Stresstheorie nach Lazarus und Folkmann (1984) bewährt. Diese Theorie basiert darauf, dass Prüfungsangst als Interaktion zwischen persönlichen Merkmalen und Stressoren aus der Umwelt zu verstehen ist (Lazarus, 1966). Die Person-Umwelt-Beziehung wird hier als Transaktion bezeichnet. Daraus resultieren Wechselwirkungen, die zu kognitiven Bewertungsprozessen führen. Stress entsteht demnach dann, wenn die Anforderungen, die an eine Person gestellt werden, deren Fähigkeiten übersteigen.

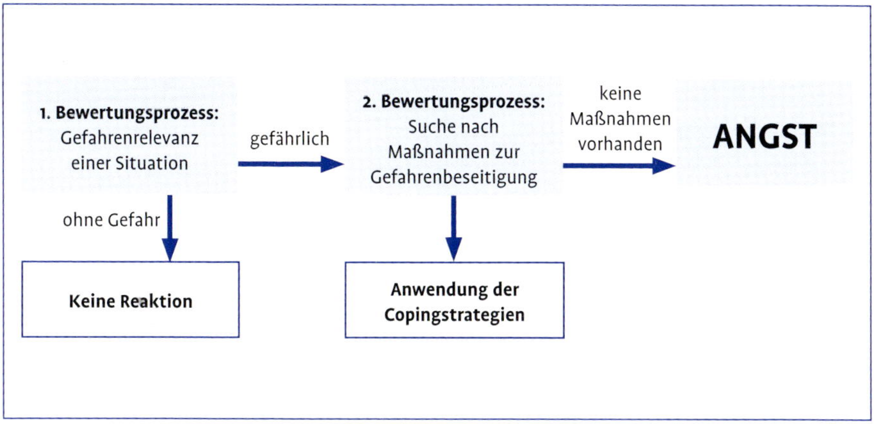


Abb. 6: Entstehung von Prüfungsangst (modifiziert nach Lazarus, 1986)

Anhand des folgenden Beispiels kann man diesen Vorgang sehr gut illustrieren: In der Klasse 7a wird eine Mathematikschulaufgabe angekündigt. Wie reagiert die Schülerin Martina? Wie bei jeder Person setzt nun bei ihr der erste Bewertungsprozess ein: Ist die Situation überhaupt bedeutsam für sie (siehe Abb. 6)? Nimmt sie die Situation positiv wahr, weil Mathematik ihr Lieblingsfach ist, oder ist die Ankündigung irrelevant, weil die Schulaufgabe an der Zeugnisnote nichts mehr verändern kann? In beiden Fällen wird Martina keine Angstreaktion zeigen. Stuft sie die Situation aber als stressrelevant ein, weil diese Schulaufgabennote die Zeugnisnote und somit auch den Notendurchschnitt des Zeugnisses bestimmt, setzt der zweite Bewertungsprozess ein.

In diesem wird untersucht, welche Art von Bewältigungsverhalten (= Copingstrategien) zur Verfügung steht. Sind entsprechende Handlungsmöglichkeiten vorhanden wie beispielsweise entsprechende Lernstrategien, gutes Vorwissen in diesem Fach, genügend Vorbereitungszeit, Unterstützung durch Freunde, Eltern usw. wird in ihr kein Angstgefühl aufsteigen. Sind aber förderliche Strategien und hilfreiche Unterstützungssysteme nicht vorhanden und ist eine Flucht, z. B. indem Martina sich bei der Prüfung krankmeldet, nicht möglich, entsteht bei ihr das Gefühl der Hilflosigkeit und somit auch der Angst. Parallel dazu findet immer ein Neu- bzw. Wiederbewertungsprozess nach Einsatz der Bewältigungsmaßnahmen statt. Waren die instrumentellen Copingstrategien wie entsprechende Vorbereitung (z. B. erfolgreiches Lösen von Übungsaufgaben, Erreichen von Teillernzielen) zielführend, ist die Situation weiterhin nicht angstrelevant. Ist aber z. B. das vorgenommene Lernpensum nicht erreicht worden und das „Krankmachen" würde zu einer schwereren Nachholschulaufgabe führen, wird diese neue Situation als angstrelevant eingestuft.

## Umweltfaktoren

Neben den Erklärungsmodellen spielen bei der Entstehung von Prüfungsängsten verschiedene Umweltfaktoren eine entscheidende Rolle. Einige Faktoren bringt der Betroffene selbst mit. So ist beispielsweise die intellektuelle Begabung ein wichtiger Prädiktor für die Angst. Kinder, Jugendliche oder Erwachsene, die sich komplizierten Aufgaben stellen müssen, denen sie kognitiv nicht gewachsen sind, werden automatisch ein gewisses Unwohlsein, wenn nicht sogar richtige Angst davor haben. Man nehme ein Kind mit sonderpädagogischem Förderbedarf im Bereich Lernen, das eine Regelschule ohne inklusive Maßnahmen besucht und ständig mit dem Lernstoff überfordert ist. Dass dieses Kind irgendwann einmal Angst vor dem Unterricht oder vor der Schule entwickelt, ist vollkommen nachvollziehbar. Ähnlich verhält es sich mit Betroffenen, die einen sehr großen Ehrgeiz oder perfektionistisches Handeln aufzeigen. Solche Schüler sind häufig mit einer Leistung schlechter als Note 1 nicht zufrieden und dementsprechend sind ihre Anforderungen an sich selbst (z. B. stets perfekte Vorbereitung) sowie an die zu erbringenden Leistungen sehr hoch und in der Regel nicht immer erfüllbar. Diese Diskrepanz zwischen den angestrebten Zielen und den manchmal doch nicht erreichten Höchstleistungen kann zu einer Angststörung oder Angst vor Prüfungen führen.

Neben den Persönlichkeitseinstellungen spielen die Erziehungsberechtigten eine entscheidende Rolle. Je jünger die Betroffenen sind, desto stärker wirkt der Einfluss von außen auf sie. Ein häufiger Risikofaktor ist damit der Erwartungsdruck, der seitens der Eltern auf ein Kind ausgeübt werden kann. So sind stellenweise die Erwartungen an die Sprösslinge sehr hoch. Den Satz *„Mein Kind soll es besser haben als ich und daher muss es das Gymnasium besuchen“* hört man von vielen Eltern. Diese Einstellung ist an sich sicherlich löblich, kann aber gefährlich werden, wenn die gesteigerten Erwartungen konträr zu den kognitiven Fähigkeiten oder dem Lern- und Arbeitsverhalten des Kindes stehen. Hier sollte man sich als Eltern gegebenenfalls beraten lassen, welche Alternativen es zum klassischen Weg zum Abitur über das Gymnasium gibt. Diese Beratung führen häufig speziell ausgebildete Lehrkräfte oder Schulpsychologen durch. Ein erhöhter Erwartungsdruck kann auch entstehen, wenn sich ein Kind selbst stetig mit seinem Geschwisterkind vergleicht oder von seinen Eltern das Gefühl vermittelt bekommt, in Konkurrenz zum Bruder bzw. zur Schwester zu stehen. Hier spricht man in der Psychologie von Geschwisterrivalität.

Auch ein sehr strenges Erziehungsverhalten, das vor allem durch Autorität und Angst geprägt ist, kann die Entwicklung einer Angststörung begünstigen, weil Kinder große Furcht vor den möglichen Konsequenzen bei schlechten Leistungen haben. Beiläufige

Redewendungen, wie *„Auch ein blindes Huhn findet mal ein Korn!“* oder *„Dumm geboren, blöd aufgewachsen und nichts dazugelernt!“* als Reaktion auf die Leistung des eigenen Kindes, die Minderwertigkeitsgefühle in den Kindern auslösen, können ebenfalls zu einer Versagens- oder Prüfungsangst führen.

Einen erheblichen Einfluss auf die Entwicklung einer Prüfungsangst haben die Faktoren Schule und Unterricht. So spielt der Charakter des Lehrers eine entscheidende Rolle, damit sich die Schüler in der Klasse wohlfühlen. Ist die Atmosphäre von emotionaler Wärme und pädagogischem Verständnis geprägt, entwickeln sich Angststörungen deutlich seltener als in einem autoritären und emotional kühlen Setting. Ebenfalls spielen die Unterrichtsqualität (z. B. geringe Nutzung der Unterrichtszeit oder komplizierte Unterrichtsvermittlung) und soziale Vergleichsprozesse eine Rolle bei der Stabilisierung von Prüfungsangst. Rivalitäten, die durch eben diese Vergleichsprozesse mit den eigenen Klassenkameraden ausgelöst werden, kann man besonders dann beobachten, wenn größere Entscheidungen anstehen wie beispielsweise der Übertritt nach der Grundschule an eine weiterführende Schule.

# Diagnostik von Prüfungsangst

Die Diagnostik von Prüfungsangst stellt immer eine multifaktorielle Abklärung dar. Das bedeutet, dass verschiedene pädagogische und psychologische Bereiche sowie das familiäre und schulische Umfeld untersucht werden müssen. So müssen die Auslöser der Ängste, wie beispielsweise eine Intelligenzminderung oder eine Teilleistungsstörung (z. B. Lese-Rechtschreibstörung), ermittelt werden. Können anderweitige Primärerkrankungen, die Angstsymptome beinhalten, ausgeschlossen werden, muss im nächsten Schritt die Bestimmung, um welche Angsterkrankung es sich konkret handelt, z. B. eine soziale Phobie, ermittelt werden. Auch die Auslösebedingungen der Angst, die Reaktionsformen, sprich Symptome, die manifestierenden Verhaltensweisen sowie die Konsequenzen vonseiten des Betroffenen oder von Bezugspersonen müssen diagnostisch erfasst werden.

Ein klassisches und wichtiges Instrument stellt hierbei das Gespräch dar, im medizinischen und psychologischen Kontext als **Anamnese- und Explorationsgespräch** bekannt. Hierbei wird im Bereich der Anamnese die Krankheitsgeschichte erfragt, z. B. ob es bereits Angsterkrankungen in der Familie gab, oder ob man sogar selbst einen konkreten Auslöser benennen kann. Bei der Exploration geht es um die aktuelle Symptomatik der Angsterkrankung sowie ihre Folgen und Auswirkungen auf den Betroffenen und sein Umfeld.

Bei der Abklärung einer Angsterkrankung haben sich folgende Fragen bewährt:

- Wann trat die Angst zum ersten Mal auf?
- Wie äußert sich die Angst genau (Körper, Erleben, Gedanken, Verhalten)?
- Wann bzw. wie oft tritt die Angst auf?
- Gibt es spezielle Situationen (z. B. bei Schulaufgaben), die die Angst auslösen?
- Sind körperliche Ursachen abgeklärt?
- Haben enge Verwandte/Freunde auch Angstproblematiken?

Neben dem Gespräch kann gegebenenfalls eine **Verhaltensbeobachtung** oder eine **Dokumentenanalyse** hilfreich sein. Die Verhaltensbeobachtung kann in der Regel im Zuge der psychologischen Diagnostik erfolgen, wenn eine Intelligenzdiagnostik oder auch ein Fragebogen ausgefüllt werden muss. Hierbei zeigen Betroffene mit Prüfungsangst sehr häufig die gleichen Symptome wie bei einer Schulaufgabe in der Schule oder bei der Führerscheinprüfung: Schwitzen, innere Unruhe, Hilflosigkeitsgefühl, dysfunktionale Gedanken bis hin zum Blackout und Testabbruch. Die Schaffung eines angstfreien Klimas während der Testsituationen ist also wichtig, da Testungen für prüfungsängstliche Kinder und Jugendliche gerade diejenigen Situationen darstellen, die sie fürchten und schlecht bewältigen können. Bei der Dokumentenanalyse bietet sich bei Schülern immer ein Blick in die Zeugnisse sowie in die Arbeitsmaterialien an, um Rückschlüsse auf mögliche Auslöser der Prüfungsangst (z. B. eine Lese-Rechtschreibstörung) zu ziehen.

Um die Diagnose Prüfungsangst endgültig abzusichern, sollten neben der klassischen Leistungsdiagnostik (z. B. kognitive Fähigkeiten und Konzentrationsleistung) und informellen Diagnostika (z. B. Screening-Verfahren, siehe Anhang AB 1) immer eine **Diagnostik mit standardisierten Verfahren**, die speziell zur Erfassung von Angsterkrankungen konzipiert wurden, angewendet werden. Im Folgenden werden exemplarisch vier Verfahren kurz dargestellt, die in der Praxis häufig Anwendung finden.

Zum einen hat sich der *Angstfragebogen für Schüler* (AFS; Wieczerkowski et al., 2016) bewährt. Der Fragebogen kann bei Schülern zwischen 9;0 bis 18;0 Jahre (4. bis 12. Klasse) im Einzel- und Gruppensetting angewendet werden. Der mehrfaktorielle Fragebogen erfasst mit 50 dichotomen Fragen drei Aspekte von ängstlichen und unlustvollen Erfahrungen von Schülerinnen und Schülern: Prüfungsangst (PA), allgemeine (manifeste) Angst (MA) und Schulunlust (SU). Ferner enthält der AFS eine Skala zur Erfassung der Tendenz von Schülerinnen und Schülern, sich angepasst und sozial erwünscht darzustellen (SE). Sind die Werte auf der Skala „Soziale Erwünschtheit“ überdurchschnittlich hoch, ist davon auszugehen, dass die anderen Antworten nur bedingt valide (verlässlich) sind, da der Klient wahrscheinlich nicht ehrlich, sondern nach sozialen Erwartungen geantwortet hat. Mit diesem Verfahren kann man feststellen, ob es sich bei dem dysfunktionalen Verhalten um eine Prüfungsangst, eine manifeste (generalisierte) Angst oder einfach nur um Motivationsprobleme (Schulunlust) handelt.

Zum anderen findet der *Phobiefragebogen für Kinder- und Jugendliche* (PHOKI; Döpfner, et al., 2006) in der Praxis häufig Anwendung. Dieser Fragebogen ist für Kinder und Jugendliche im Alter von 8;0 bis 18;11 Jahren konzipiert. Hier müssen die Betroffenen 96 Fragen beantworten, die dann zu sieben Subskalen zusammengefasst werden: 1. Angst vor Gefahren und Tod, 2. Trennungsängste, 3. Soziale Ängste, 4. Angst vor Bedrohlichem und Unheimlichem, 5. Tierphobien, 6. Angst vor medizinischen Eingriffen und 7. Schul- und Leistungsängste. Zudem wird ein Gesamtwert gebildet, der Auskunft darüber gibt, ob die Summe der Verhaltensweisen einen Krankheitswert hat.

Als weiteres Verfahren wird das *Differentielle-Leistungsangst-Inventar* (DAI; Rost & Schermer, 2007) genutzt, das bei Jugendlichen in den Jahrgangsstufen 8 bis 13 angewendet werden kann. Diese Altersspanne ist damit zu begründen, dass die Probanden neben der Beantwortung einer hohen Anzahl an Items (146 in der Langform bzw. 96 in der Kurzform) auch in der Lage sein müssen, ihr Verhalten intensiv zu reflektieren, was erst ab einem gewissen Alter möglich ist. Man erhält mithilfe dieser Diagnostik ein umfangreiches Ergebnis bezüglich der Angstauslöser (z.B. wissensbezogene oder sozialbezogene Ursachen), der Manifestationen (z.B. emotionale oder physiologische Manifestationen), der angewendeten Coping-Strategien (z.B. Gefahren- und Selbstkontrolle) und der Angststabilisatoren (z.B. externale Stabilisatoren durch Freunde). Anhand dieses umfangreichen Testprofiles können im Anschluss gezielte Interventionen abgeleitet werden.

Als letztes Verfahren zur Diagnostik von Angsterkrankungen sei das *Bochumer Angstverfahren für Kinder im Vorschul- und Grundschulalter* (BAV; Mackowiak & Lengning, 2010) genannt. Dieser Individualtest ist speziell für Kinder im Alter von 3;0 bis 11;0 Jahren konzipiert, kann nur im Einzelsetting durchgeführt werden und erfasst über Selbst- und Fremdauskünfte Ängste, typische körperliche Angstreaktionen sowie die bevorzugten Angstbewältigungsstrategien (z.B. die Regulation) von Kindern im Vor- und Grundschulalter. Hierzu wird bei der Untersuchung mit dem Betroffenen anhand von Bildern, die angstauslösende Situationen beinhalten, ein Interview durchgeführt.

**Tipp: Dokumentation des Angstgrades**

Kein Mensch empfindet mehrere Stunden lang ununterbrochen den gleichen Grad an Angst. Hier kann die Markierung auf einer Skala von 1 bis 10 helfen festzuhalten, wann und wie stark man die Angst spürt (z.B. beim Lernen, beim Einschlafen, kurz vor der Prüfung usw.). So kann man sich bewusst machen, wo die Unterschiede der Angst oder der Sorgen liegen und zusätzlich wahrnehmen, wann die Spitzen und wann die Talsohlen des Angsterlebens stattfinden. Im nächsten Schritt kann der Betroffene notieren, was er in diesem Moment gemacht hat und ob ihm die Maßnahme, z.B. gedankliche Ablenkung, geholfen hat. Diese Angaben können auch bei einem Gespräch mit einem Therapeuten sehr hilfreich sein (siehe Anhang AB 2 – Selbstbeobachtungsbogen).

# Allgemeine Interventionen bei Angsterkrankungen

Nach der Diagnosestellung ist es wichtig, die richtige Therapie in die Wege zu leiten, um den Betroffenen zu helfen. Bei Angststörungen kommt generell ein sehr breites Spektrum an Therapiemethoden infrage. Eltern sollten in die Therapie immer einbezogen werden, wenn das Kind jünger als 11 Jahre oder das elterliche Angstniveau hoch ist (Angststörung bei den Eltern). Bevor auf die pädagogischen und psychologischen Spezifika bei der Behandlung von Prüfungsängsten eingegangen wird, soll in diesem Kapitel ein kurzer Überblick über die klassischen und neueren Ansätze von Angsterkrankungen erfolgen.

## Verhaltenstherapeutische Behandlung

Angststörungen sind verhaltenstherapeutisch gut zu behandeln. So liegt beispielsweise mit der kognitiven Verhaltenstherapie ein umfangreich geprüftes und nachhaltig wirksames Therapieverfahren vor. Der Therapeut nimmt dabei eine aktive Rolle ein, indem er gemeinsam mit dem Klienten an Lösungen arbeitet. Die zentrale Annahme der Therapieform ist, dass die Angst eine dysfunktionale Verhaltensweise ist, die erlernt wurde. Diese Kopplung gilt es in der Therapie wieder zu lösen und zudem dem Betroffenen neue Strategien zur Angstbewältigung an die Hand zu geben.

Zentrale Elemente bei der Behandlung sind die Psychoedukation (Aufklärung über die Erkrankung), die Konfrontation mit dem angstauslösenden Reiz (Exposition), die Arbeit an den schädlichen, dysfunktionalen Gedanken und ein Plan für einen eventuellen Rückfall (Rückfallprophylaxe). Bei Kindern nimmt auch die Elternarbeit eine bedeutende Rolle ein. Weitere zusätzliche Komponenten können verschiedene Entspannungs- oder achtsamkeitsbasierte Übungen, die Ressourcenaktivierung sowie das Training sozialer oder emotionaler Kompetenzen darstellen (In-Albon & Schneider, 2007).

## Tiefenpsychologische Behandlung

Ängste und Zwänge gehören zu den klassischen Behandlungsfeldern der Psychoanalyse. In der Psychoanalyse steht vor allem der Dialog im Zentrum des therapeutischen Geschehens. Über das Gespräch möchte der Therapeut verdrängte, inakzeptable Gedanken, Erinnerungen und Gefühle aus dem Unbewussten des Patienten wieder ins Bewusstsein holen, um diese zu bearbeiten. Mit diesem Vorgang sollen die Ursachen des seelischen Leidens reduziert bzw. geheilt werden. Im Gegensatz zur Verhaltenstherapie muss der Patient bei der Psychoanalyse in eine sehr aktive Rolle schlüpfen, da vonseiten des Therapeuten keine konkreten Handlungsanweisungen kommen.
Es wird grundsätzlich davon ausgegangen, dass der Patient die verdrängten Gefühle, Wünsche, Erwartungen oder Ängste in der sozialen Interaktion mit dem Therapeuten unbewusst zeigt und auf diesen überträgt (die sogenannte Übertragung). Ferner hält der Patient an seiner Störung fest und fürchtet sich vor der Überwindung der Erkrankung, was sich in der Therapie als Widerstand („*Ich habe ein Problem, möchte/kann es aber nicht benennen und nicht lösen!*“) bemerkbar macht. Des Weiteren wird angenommen, dass sich der Patient während der Behandlung auf diejenige Entwicklungsstufe zurückversetzt (Regression), auf der der Konflikt/das Trauma entstanden ist, um diesen in Zusammenarbeit mit dem Therapeuten mit „erwachsenen“ Strategien zu lösen. Dabei spielt die therapeutische Beziehung eine ganz zentrale Rolle. Neben dem Gespräch bildet die Beziehung die zweitwichtigste Säule, weil nur durch gegenseitiges Vertrauen der Patient sich öffnen und unbewusste Interaktionsmuster (z. B. Auffälligkeiten in der Nähe-Distanz-Regulierung) zeigen kann, die dann seitens des Therapeuten erkannt und analysiert werden können. Bei der psychoanalytischen Behandlung von Kindern liegt der Schwerpunkt auf dem kindlichen Spiel (Spieltherapie).
Der zentrale Aspekt der neueren psychodynamischen Ansätze in der Psychoanalyse ist die Heilung durch Verstehen. Der Patient soll sich seiner psychischen Strukturen bewusst werden, dazu zählt, sich innerer unbewusster Konflikte gewahr werden, die daraus resultierenden Vermeidungstendenzen und weitere dysfunktionale Verhaltensmuster zu identifizieren sowie durch gezielte psychologische Unterstützung diese zu verändern.

Psychoanalytische Langzeittherapien von Angsterkrankungen führen zu einer signifikanten Reduktion der Symptomatik und der interpersonellen Schwierigkeiten und können somit auch als wirksam eingestuft werden (Jakobsen, Rudolf et al., 2008).

## Sonstige psychologische Behandlungsmethoden

Neben den klassischen Behandlungsmethoden gibt es zudem weitere, neuere psychologische und pädagogische Ansätze, die bei der Therapie von Angsterkrankungen angewendet werden können.
So bietet die **Akzeptanz- und Commitmenttherapie** (ACT; Waadt et al., 2015) eine Alternative zu den bereits aufgeführten Verfahren. Die Akzeptanz- und Commitmenttherapie (ACT) ist ein verhaltensanalytischer Therapieansatz, der die Grundzüge der kognitiven Verhaltenstherapie (z. B. der Bewusstmachung von kognitiven Vorgängen) mit achtsamkeitsbasierten Übungen sowie akzeptanzbasierten Strategien kombiniert. Ziel ist es dabei, das Vermeidungsverhalten aufgrund von dysfunktionalen Gedanken oder unangepassten Überzeugungen abzubauen (z. B. Schönheitsideal) und neue wertebasierte Handlungen (z. B. sportliche Tätigkeit, weil es einem selbst guttut) aufzubauen. Die Standardbehandlung umfasst sechs Komponenten: Akzeptanz, Defusion, Achtsamkeit (Gegenwärtigkeit), Beobachterperspektive (das Selbst als Kontext), Werteklarheit und Bereitschaft (Commitment).

Ebenfalls hat sich die **Hypnotherapie** bei Angsterkrankungen bewährt (Migge, 2018). Bei der Hypnose handelt es sich um einen Zustand, bei dem das Bewusstsein stark fokussiert wird, ähnlich wie bei einer Meditation. Der Klient befindet sich in einem Zustand der angenehmen Entspannung bei gleichzeitig hoher Konzentrationsleistung. Bei der Hypnosebehandlung geht es darum, in der hypnotischen Trance die Auslöser, die sogenannten Trigger, zu identifizieren und das Gefühl der Angst neu zu bewerten. Außerdem gehört zu jeder Hypnosebehandlung immer ein Entspannungstraining. Der Patient lernt bei solchen Sitzungen, seinen Atem zu kontrollieren und seinen Herzschlag zu beruhigen. Eine Fähigkeit, die ihn zum einen in die Trance führt, die ihm aber auch in der konkreten Angstsituation hilft. Es sei an dieser Stelle erwähnt, dass sich eine schwere Angststörung selten nur mit hypnotischen Sitzungen therapieren lässt. Eine Hypnotherapie kann in Einzel- oder Gruppentherapie sowohl bei Erwachsenen als auch bei Kindern und Jugendlichen eingesetzt werden.

Ein neuerer pädagogisch-psychologischer Ansatz ist die **Bedürfnisorientierte Therapie** (BoT; Prölß, 2021), die bei leichten Angstformen Anwendung finden kann. Hierbei wird besonders der Fokus auf die psychologischen Grundbedürfnisse des Klienten gelegt, wie das Bedürfnis nach Bindung und Zuwendung, Bedürfnis nach Kontrolle und Orientierung, Bedürfnis nach Selbstwerterhöhung sowie das Bedürfnis nach Lustgewinn („sich wohlfühlen“). Hier werden neben tiefenpsychologischen Elementen (z. B. Fokussierung auf Affekte und Gefühlsausdrücke) auch verhaltenstherapeutische Elemente

(z. B. Übungen zum Selbstwertaufbau) angewendet. Dieser Ansatz kann von Pädagogen (z. B. Schulsozialarbeit), von Therapeuten (z. B. Ergotherapie) sowie von Psychologen (z. B. Schulpsychologen) angewendet werden.

### Medikamentöse Therapie

Bei besonders schweren Verläufen und Symptomen muss eine medikamentöse Therapie erfolgen. Hierzu werden häufig Antidepressiva, wie beispielsweise selektive Serotonin-Wiederaufnahmehemmer (SSRI) von Psychiatern verschrieben. In der Regel kann man durch eine sorgfältige Medikamenteneinstellung die Therapie nebenwirkungsarm halten. Eine medikamentöse Therapie sollte nach Eintritt der Besserung noch mindestens über sechs bis zwölf Monate weitergeführt werden. Eine zusätzliche Psychotherapie kann die Rückfallraten nach Absetzen einer Medikation vermindern. Neben den klassischen Medikamenten gibt es zahlreiche Produkte, die auf dem naturheilkundlichen Ansatz basieren. So werden häufig Medikamente wie dystoLoges®, Bach Rescura® Tropfen oder Sedariston® als adjuvante Maßnahmen angewendet.

**Wichtig:** Generell sollte die medikamentöse Therapie bei Kindern und Jugendlichen sehr zurückhaltend angewendet werden! Falls notwendig sollte die (Erst-) Verschreibung nur durch einen Facharzt für Kinder- und Jugendpsychiatrie erfolgen und zeitlich begrenzt durchgeführt werden.

Nachfolgend sind einige Indikationen für eine Medikamentengabe bei Kindern und Jugendlichen aufgelistet: ein hoher Leidensdruck, Wirkungslosigkeit der psychologischen Maßnahmen, Dringlichkeit (z. B. bei Eigen- oder Fremdgefährdung) und/oder die Notwendigkeit der Abmilderung der Symptome zum Zweck der Aufnahme einer Gesprächstherapie (medikamentöse Linderung der Angstproblematik, um beispielsweise das Arbeiten außerhalb der heimischen Wohnung zu ermöglichen).

## Spezielle Interventionen bei Prüfungsangst

Eine Behandlung von Prüfungsangst kann natürlich medikamentös oder psychotherapeutisch erfolgen. In der Regel reichen aber pädagogische Interventionen aus. In der pädagogischen und schulpsychologischen Praxis haben sich diejenigen Maßnahmen als sehr nachhaltig und effizient erwiesen, die sich an folgenden zwei Ursachenmodellen orientieren:

a) Modell von Liebert und Morris (1967), das besagt, dass die Prüfungsangst eine dysfunktionale Kombination von *Aufgeregtheit* und *Besorgtheit* darstellt.

b) Ergänzt man diese Ergebnisse um die Erkenntnisse von Lazarus und Folkman (1984), dass die Angst vor allem durch die Gefahrenrelevanz der Situation sowie mangelnde, nicht vorhandene Gegenmaßnahmen (Copingstrategien) entsteht, ergibt sich daraus folgendes therapeutisches Handlungskonzept, das sich in meiner psychologischen Arbeit bewährt hat (**VEKU-Methode**; siehe Abb. 7).

Die VEKU-Methode (**V**erhaltens-, **E**motions- und **K**ognitions**u**mlenkungs-Methode) beinhaltet genau die Bereiche, die essenziell für die Entstehung von Prüfungsangst sind.

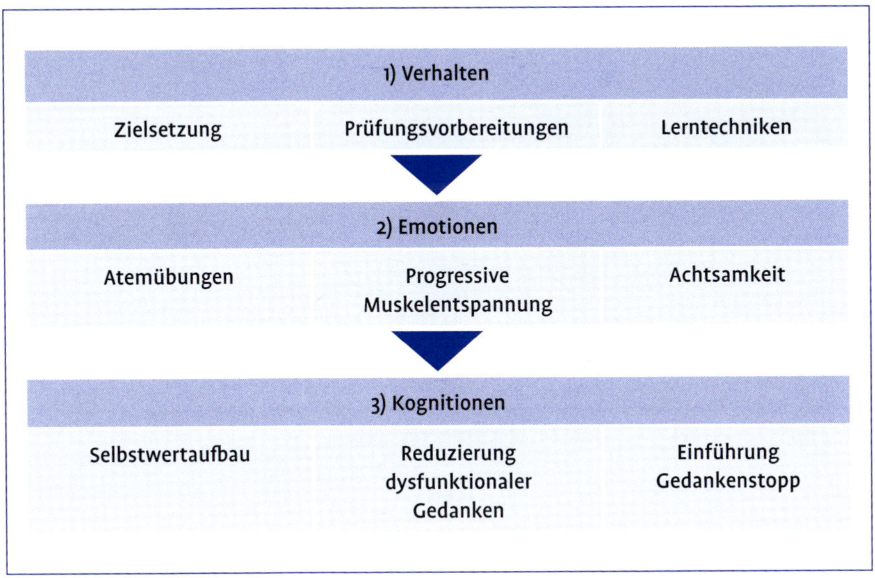


Abb. 7: Das VEKU-Modell zur Bewältigung von Prüfungsangst

Die Grundlage bildet hierbei die **Verhaltensebene**, die vor allem den Bereich der mangelnden Prüfungsvorbereitung und defizitären Lern- und Arbeitstechniken des Betroffenen beinhaltet (Lazarus & Folkman, 1984). Diese Grundlagen bilden das Fundament für das Gelingen jeder Prüfung und für die spätere kognitive Bewertung der Prüfungssituation (Bereich Kognitionen). Aufbauend darauf wird mit geeigneten Interventionen die **emotionale Ebene** (Aufgeregtheit; Liebert & Morris, 1967) in positive Affekte umgelenkt bzw. es werden Strategien vermittelt, mit der natürlichen Nervosität umzugehen. Den Abschluss des Programms bildet die Arbeit an den **kognitiven Empfindungen**, um den Betroffenen von den dysfunktionalen Gedanken (Besorgtheit; Liebert & Morris, 1967) auf positive, motivierende und salutogenetische Gedanken umzulenken. Die einzelnen Bausteine werden nun im Folgenden genauer erläutert.

## Verhaltensebene

Die Förderung von Lernkompetenzen beinhaltet in der Regel die Schulung des selbstregulierten Lernens und von Lernstrategien. Die Selbstregulation beim Lernen wird als Schlüsselkompetenz im Lernprozess angesehen (Landmann & Schmitz, 2007). Nach Schiefele und Pekrun (1996, S. 258) ist *„Selbstreguliertes Lernen [...] eine Form des Lernens, bei der die Person in Abhängigkeit von der Art ihrer Lernmotivation eine oder mehrere Selbststeuerungsmaßnahmen ergreift und den Fortgang des Lernprozesses selbst überwacht“*. Man könnte sagen, dass es sich hierbei um die Kompetenz des Planens und Organisierens der Lernabläufe handelt. Die Lernstrategien beinhalten *„jene Verhaltensweisen und Kognitionen [...], die von Lernenden aktiv zum Zweck des Wissenserwerbs eingesetzt werden“* (Wild, 2010, S. 479). Lernstrategien lassen sich prinzipiell in drei Gruppen unterteilen: kognitive (z. B. Mechanismen der Informationsaufnahme, -speicherung und -verarbeitung) und metakognitive Lernstrategien (z. B. Planung, Organisation, Steuerung, Koordination und Evaluation während des Lernprozesses) sowie Stützstrategien (z. B. die Fähigkeit, die Anstrengungsbereitschaft und Motivation aufrechtzuerhalten; Hellmich & Wernke, 2009; Mandl & Friedrich, 1992).

### Zielsetzung und Motivationsabklärung

Damit sich ein Erfolg einstellt, ist es erforderlich zu wissen, in welchen Bereichen sich die Betroffenen ihre Ziele setzen, die sie erreichen wollen. Denn (schulischer und beruflicher) Erfolg wird immer mit dem Erreichen eines Ziels verbunden. Je erreichbarer wir uns diese Ziele stecken, desto größer ist die Aussicht auf Erfolg. Je öfter uns ein Erfolg gelingt, desto stärker werden wir uns als wirksam erleben und desto mutiger können wir künftige Ziele erreichen. Zu Beginn der Beratung sollte der Fokus stets auf dem Aufbau einer (Veränderungs-)Motivation liegen. Hierfür ist es notwendig, gemeinsam mit dem Betroffenen zu erarbeiten, was seine konkreten schulischen oder beruflichen Ziele sind. Man kann in diesem Zusammenhang z. B. eine Motivationstafel verwenden, um die konkreten Ziele sowie die Motivation abzuklären (siehe Abb. 8.; weitere Methoden siehe Anhang AB 3 – Ziele und Motivation).

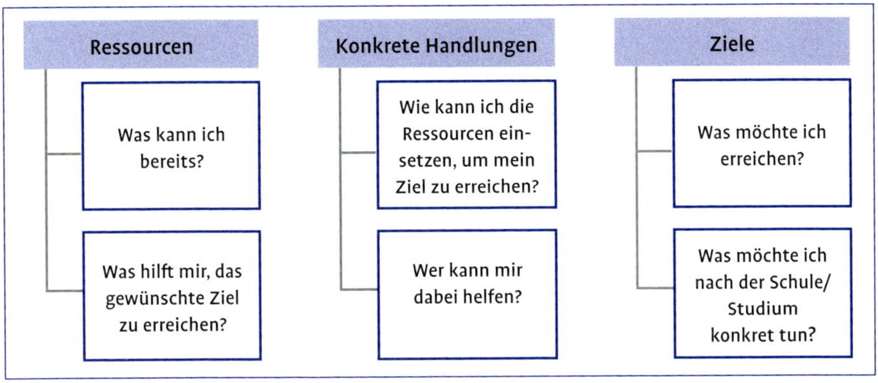


Abb. 8: Die Motivationstafel zur Illustration persönlicher Ziele

Die Motivationstafel kann seitens des Therapeuten gemeinsam mit dem Klienten gezeichnet oder auch z. B. in Form von Wortkarten auf dem Boden ausgelegt werden. Hierzu werden mit dem Klienten zuerst die konkreten Ziele besprochen und notiert (rechts angeordnet; „Hier möchte ich hin!"). Im nächsten Schritt werden die Ressourcen, die der Klient bereits besitzt, eruiert und festgehalten (links angeordnet; „Das habe/kann ich!"). Abschließend werden anhand der Ressourcen konkrete Handlungen erarbeitet, die der Erreichung der Ziele dienlich sind (diese werden zwischen den Ressourcen und Zielen eingetragen). Erfahrungsgemäß ist es didaktisch hilfreich, für die einzelnen Bereiche (Ressourcen, Ziele, Handlungen) verschiedene Farben zu verwenden. Die Fragen im Schaubild (Abb. 8.) dienen als Anregungen für die Gesprächsführung und Ideenfindung mit dem Betroffenen.

Wichtig ist bei der Formulierung der Ziele, dass sie erreichbar und realistisch sind. Hierbei hat sich die Anwendung des **SMART-Prinzips** bewährt. Das Wort „SMART" ist ein Akrostichon und setzt sich aus folgenden Einzelwörtern zusammen: **S** = specific (spezifisch), **M** = measurable (messbar), **A** = achievable (erreichbar/ausführbar), **R** = reasonable (angemessen) und **T** = time-bound (terminiert).

Die Zielabklärung ist wichtig, da man darüber unter Umständen alternative Handlungsmöglichkeiten zu den bestehenden Strukturen ermitteln kann. So könnte eine Schülerin nach der Mittleren Reife zwar zunächst gerne arbeiten und daher eine Ausbildung beginnen wollen, aber gleichzeitig die Sorge haben, sich damit den Weg zum Abitur zu verbauen, obwohl sie die Aufnahme eines Studiums zum jetzigen Zeitpunkt nicht gänzlich ausschließen kann. In der Beratung sollte nun abgeklärt werden, warum sie sich die Möglichkeit zum Ablegen des Abiturs offenhalten möchte, welche verschiedenen Wege es gibt (Fachoberschule, Berufsoberschule, Abendschule, externes Abitur usw.), welcher davon zu ihren beruflichen Vorstellungen am besten passt und in welchem Zeitrahmen sie ihre Ziele (Ausbildung, Abitur und Studium) verwirklichen möchte.

### Prüfungsvorbereitung

Im nächsten Schritt wird zusammen mit dem Betroffenen die Prüfungsvorbereitung durchgesprochen. So werden unter anderem folgende Fragen geklärt:

- Um welche **Prüfungsform** handelt es sich bei den kommenden Klausuren?
- Welche **Inhalte** sind prüfungsrelevant?
- Welcher **zeitliche Rahmen** steht dir zur Verfügung?
- Hast du einen **Verteilungsplan** für Lernstoff erstellt oder von der Lehrkraft erhalten?
- Wo lernst du? Wie sieht dein **Lernort** aus?

Anhand dieser Fragen kann man Defizite, aber auch Ressourcen beim Betroffenen schnell ermitteln und dementsprechend Hilfestellung bei einzelnen ungelösten Problemen ermöglichen. So hat es sich bewährt, mit den Betroffenen gemeinsam einen langfristig angelegten Plan mit den genauen Lerninhalten zu erstellen. Bei der Erstellung eines solchen Plans sind dem Betroffenen und dem Therapeuten keine Grenzen gesetzt. Zudem sollte man bestehende Unklarheiten beim Lernstoff und in Bezug auf das Prüfungsformat rechtzeitig klären, idealerweise eine Woche vor der Klausur, um sich die unbekannten Inhalte noch aneignen zu können. Auch die Bearbeitung von unbekanntem Aufgabenmaterial mit vergleichbarem Anforderungsniveau können dem Prüfling Sicherheit vermitteln. Wichtig ist, dass eine regelmäßige Überprüfung bzw. Aktualisierung des Planes stattfindet (siehe Anhang AB 4 – Lerntagebuch).

### Lerntechniken und -strategien

Zum Bereich Lerntechniken und -strategien gibt es sehr viele Bücher und Ratgeber. In der Praxis haben sich meiner Erfahrung nach folgende Methoden bewährt: Zuerst sollte man den Betroffenen erläutern, dass das Lernen bereits im Unterricht oder in der Vorlesung beginnt. So kann der Schüler/Student durch aufmerksames Zuhören, kritisches Nachfragen bei Unklarheiten, allgemeine Beteiligung am Unterrichtsgespräch sowie durch Anfertigung von Notizen während des Unterrichts sehr viele Lerninhalte bereits aus dem Unterrichtsgeschehen mitnehmen, was ihm später beim Lernen hilft. Dieser

**Beim Lernen den Körper im Blick behalten**

Man sollte, wenn es um die Lernvorbereitung und -organisation geht, immer den eigenen Körper im Blick behalten. So gibt es bestimmte Zeiten, zu denen man besser und andere, zu denen man schlechter lernen kann. Man kann sagen, dass man nicht zu jeder Tageszeit gleich produktiv ist. Nach statistischen Berechnungen hat sich ergeben, dass in der Zeit zwischen 9.00 und 11.00 Uhr sowie nochmals zwischen 14.00 und 17.00 Uhr die kognitive Produktivität am höchsten ist (**Biorhythmus**). Es gibt dabei aber sehr individuelle Unterschiede, die häufig mit den Metaphern „Eulen"- und „Lerchen"-Typ bezeichnet werden. So sind Lerchentypen Menschen, die besonders in der Frühe (stellenweise ab 6.00 Uhr) mit der Arbeit beginnen und da bereits Höchstleistung erbringen, während die Eulentypen erst ab 20.00 Uhr oder später mit der Arbeit beginnen und in den Abendstunden effektiver sind. Auch **regelmäßiger Sport** hat einen positiven Einfluss auf kognitive Vorgänge. So hilft er dabei, Stresshormone und negative Gedanken oder Gefühle abzubauen („Dem Stress davonlaufen!") und somit den Kopf wieder freizubekommen. Neben dem Lernen und regelmäßigen Sporteinheiten sollte auch das **Schlafen** nicht vernachlässigt werden. Erst beim Schlafen werden neue Lerninhalte dauerhaft in das Langzeitgedächtnis übertragen. Zudem führt zu wenig Schlaf – besonders bei intensiven Lernphasen – zu Unkonzentriertheit, Müdigkeit und Unproduktivität.

Aspekt wird von vielen Betroffenen vergessen. Generell hat es sich ebenfalls bewährt nach Plan zu lernen. Dazu soll der Stoff in kleinere Einheiten untergliedert und auf verschiedene Tage gleichmäßig verteilt werden. Zudem ist es wichtig, regelmäßig Lernpausen einzulegen. So sollte man spätestens nach 30 Minuten eine fünfminütige Pause und nach zwei Stunden eine größere von ca. 20 Minuten einlegen. Forscher fanden heraus, dass während einer Pause im Gehirn die gleichen Aktivitätsmuster auftreten wie in der Übungs- und Lernphase, allerdings dreimal so häufig und mit 20-fach erhöhter Geschwindigkeit. Anders ausgedrückt, in der Pause übt das Gehirn im Schnelldurchlauf (Megbel, 2021). Ebenfalls darf es nicht zu kurz kommen, sich regelmäßig zu belohnen, wenn man sein Lernpensum geschafft hat. So kann man sich durchaus etwas Gutes gönnen, wenn man ein Etappenziel erreicht hat (z. B. mit einer besonderen Schokolade zum Naschen). Ansonsten kann man, je nach Bedarfslage, dem Schüler verschiedene Lerntechniken erläutern und diese mit ihm ausprobieren. Einen Überblick über mögliche Lerntechniken und Beispiele bietet die Tabelle 3.

Tab. 3.: Übersicht über beliebte Lerntechniken im schulischen Kontext

| Technik | Erklärung |
|---|---|
| Zusammenfassungen erstellen | Zusammenfassungen des Lernstoffs sollen die wichtigsten Punkte oder den Kern des Stoffs umfassen. Hierbei werden Exzerpte (Auszüge aus einem Text) von Konspekten (übersichtliche, sinngemäße Zusammenfassung) unterschieden. |
| Markierungstechniken verwenden | Bei den Markierungstechniken geht es darum, dass der Betroffene lernt, nur das Wichtigste unter Anwendung verschiedener Methoden zu markieren. So können bspw. Schlüsselbegriffe unterstrichen, eingekreist oder eingekastelt werden. Auch Markierungen mit Textmarker oder Randnotizen (z. B. *vgl. Seite xy*) sind möglich. |
| Mindmap erstellen | Das Mindmapping ist eine sehr beliebte Methode bei Lernenden. Bei dieser Strategie wird das Blatt im Querformat genutzt, sodass ein Begriff als zentraler Ausgangspunkt in der Mitte steht. Von diesem Begriff gehen mit Linien die untergeordneten Aspekte ab (Hauptäste). Unterpunkte zu diesen Aspekten werden wiederum mit einzelnen Linien/Ästen angeführt. Pro Schlüsselbegriff ist ein Ast zu verwenden. |
| Eine Gardinenpredigt abhalten | Bei dieser Technik versuchen Schüler/Studenten, sich das Lernmaterial selbst verständlich zu machen und predigen „vor den eigenen Gardinen“. Obwohl die Selbsterklärungen nicht immer fachlich richtig oder angemessen sind, weisen Studien gute Erinnerungsleistungen und Problemlösefähigkeiten durch die Anwendung dieser Technik nach (Burow & Bornemann, 2018). |
| Abfragen lassen | Durch Abfragen erhält man die Möglichkeit, zu erkennen, was bereits beherrscht wird und was noch weiter geübt werden muss. Darüber hinaus wird ein Lernstoff unter neuen Gesichtspunkten wiederholt und in neue Zusammenhänge gebracht. |
| Einen Selbsttest durchführen | In Selbsttests prüfen die Betroffenen sich selbst z. B. durch Lernkarten oder simulierte Prüfungen – alles in einem geschützten Rahmen (Zuhause). Lernforscher bezeichnen Selbsttests als „Allzwecktechnik“. |

**Lerne, dich zu konzentrieren!**

*„Ich kann mich nicht mehr konzentrieren!“* ist ein häufiger Satz von Schülern und Studenten. Neben den physiologischen Bedürfnissen (z. B. ausreichend Schlaf) wirken sich auch Verhaltensweisen auf die Konzentration aus. So kann zu viel Fernsehkonsum oder exzessives Computerspielen die Konzentrations- sowie die Aufmerksamkeitsfähigkeit reduzieren. Daher sollten Tablets, Handys oder Spielekonsolen nur in Maßen und ab einer gewissen Uhrzeit (z. B. eine Stunde vor dem Schlafengehen) gar nicht mehr verwendet werden.
Die einfachsten Übungen, um die Konzentrationsfähigkeit zu steigern, sind beispielsweise das Spielen von Brettspielen (fördert zudem die Emotionsregulation, z. B. den Umgang mit Niederlagen), das Erlernen eines Musikinstruments, Puzzeln oder regelmäßiges Lesen.

Durch einfaches Lesen können Texte oder Lehrbuchinhalte von den meisten Menschen nur schwer im Gedächtnis behalten werden. Um sich längere Texte besser merken zu können, hat sich die **PQ4R-Methode** bewährt. Der Schwerpunkt liegt hierbei auf dem Verstehen des Textes und nicht auf der Lesegeschwindigkeit. Die Abkürzungen gehen auf die englischen Begriffe zurück, die die sechs Phasen der Bearbeitung eines Buchkapitels kennzeichnen: **P**review (Vorschau; einen Überblick gewinnen); **Q**uestion (Fragen; den Text erschließende Fragen formulieren, neugierig sein), **R**ead (Lesen; den Text durcharbeiten), **R**eflect (Nachdenken; über den Text hinausgehen), **R**ecite (Wiedergeben; den Text fachbezogen zusammenfassen) und **R**eview (Rückblick; die Textarbeit und ihren Ertrag bewerten) (Metzig & Schuster, 2006).

Zudem ist es günstig, eine präzise **Lernstandsdiagnose** durchzuführen, um Lücken im Grundwissen und in den Grundfertigkeiten zu ermitteln und darauf den Lernplan abzustimmen (und ggf. noch professionelle Nachhilfe zu organisieren). Für diese Form der Diagnostik haben sich informelle Schulleistungstests bewährt, wie z. B. der Test „Schulleistungsdiagnostik IV“ (SLD IV; Storath et al., 2011). Beim SLD IV kann jahrgangsspezifisch der Leistungsstand für die Fächer Deutsch und Mathematik abgeprüft und darauf abgestimmte Förderung abgeleitet werden. Weiterführende und vertiefende Literatur zum Thema „Lernen lernen“ finden Sie im Anhang.

Außerschulische **Nachhilfe** ist ein recht beliebtes Mittel, um Lernlücken zu schließen oder neue Lernstrategien zusätzlich zum Unterricht zu erlernen. Die Nachfrage nach diesen Angeboten steigt seit Jahren und die Schüler der Realschulen bilden mit knapp

25 % die größte Gruppe an Nachhilfekunden. Beim Personal gibt es starke Unterschiede. Man kann feststellen, dass die größte Berufsgruppe bei den Nachhilfedozenten Studenten sowie sonstiges Personal (keine Pädagogen oder Lehrkräfte) bilden (Birkelbach et al., 2017). Generell sollte gezielte Nachhilfe nicht durch die eigenen Eltern erfolgen, denn meistens ist die Eltern-Kind-Beziehung aufgrund der vorherrschenden Probleme bereits vorbelastet. Deutlich entspannter kann es für das betroffene Kind sein, wenn eine externe Person mit ihm die Unterrichtsinhalte nachbearbeitet. Gegen kurzzeitige Hilfen durch die eigenen Eltern, z. B. beim Hausaufgabenmachen, ist natürlich nichts einzuwenden, sofern das Kind diese Hilfen noch annimmt.

Zielführend ist die Nachhilfe bei prüfungsängstlichen Schülern, wenn sie folgende Faktoren erfüllt:

- Idealerweise Einzelunterricht, damit gezielt auf die individuellen Bedürfnisse des Betroffenen eingegangen werden kann
- Spannungsfreie Lernatmosphäre (z. B. aufgrund eines sympathischen Nachhilfelehrers)
- Gezieltes Schließen von Grundwissenslücken von unten nach oben (Nachhilfe muss nicht zwingend synchron mit dem Unterricht gehen)
- Förderung der allgemeinen Motivation für das jeweilige Schulfach (z. B. kleinere Teilziele skizzieren, um dem Schüler Hoffnung zu geben, dass er sich in einem Fach durchaus schrittweise verbessern kann)
- Gezielte Unterstützung bei der Vermittlung von Lerntechniken

Studien legen nahe, dass normalbegabte Schülerinnen und Schüler, die eine Nachhilfe in Anspruch nehmen, signifikant bessere Noten erzielen als ihre Vergleichsgruppe ohne außerschulische Unterstützung. Auch zeigen Schüler mit einer Unterstützung durch Nachhilfe weniger Prüfungsangst und eine höhere Lernmotivation (Dohmen et al., 2008).

**Müssen sehr begabte Kinder Lerntechniken erlernen?**

Das Erlernen von Arbeits- und Lerntechniken ist unabhängig von der Intelligenz der Kinder. So brauchen auch sehr begabte Schüler eine Förderung in diesem Bereich. Warum? Hochbegabte Kinder und Jugendliche können dem Unterricht gerade in der Grundschulzeit mit Leichtigkeit kognitiv folgen. Große Anstrengungen, um den neuen Stoff zu erlernen, sind nicht notwendig. So kommt es beispielsweise vor, dass (schulische) Erfolge fast ausschließlich auf die hohe Begabung zurückgeführt werden – andere Aspekte, wie etwa Anstrengung, gute Prüfungsvorbereitung, Lerntechniken o.ä. spielen eine untergeordnete Rolle. Steigen dann die Leistungsanforderungen (z.B. aufgrund des Wechsels von der Grundschule ans Gymnasium), besteht die Gefahr, dass sich die Kinder nach wie vor rein auf ihre Begabung verlassen und die Bedeutung ihres aktiven Einsatzes (z.B. Anstrengung, gute Prüfungsvorbereitung, konsequente Wiederholung der Lerninhalte) unterschätzen. Die Defizite im Lern- und Arbeitsverhalten können dann mittel- und langfristig zum deutlichen Absacken der Noten am Gymnasium führen. Das wahre Potenzial der Schüler wird dann mehr und mehr verkannt (Prölß, 2015; 2019; Webb, 2017).

## Emotionale Ebene

Entspannungstechniken im Rahmen eines Präventionsprogramms zu erlernen, zielt einerseits darauf ab, Stress abzubauen und andererseits, die Konzentration auf das Wesentliche zu lenken. Die Durchführung von Entspannungstechniken kann zu positiven Effekten auf psychischer und physischer Ebene führen. Auf der physischen Ebene kommt es zu Empfindungen angenehmer Körperschwere, Wärmegefühl, ruhigem Atmen und insgesamt körperlichem Wohlempfinden. Durch die körperliche Entspannung werden auf der psychischen Ebene positive Gefühle stimuliert und negative Gefühle durch Abbau von Erregung verringert. Die durch Anspannung entstandenen kognitiven Blockaden können abgebaut werden (Petermann & Natzke, 2014).

### Atemübungen

Der Kontrolle der Atmung kommt bei Angst, Ärger oder Wut eine entscheidende Rolle zu. Wenn wir ängstlich, frustriert, verzweifelt oder gar wütend sind, wird in unserem Gehirn das „Gefahrenabwehrzentrum“ aktiv. Ein aktiviertes Gefahrenabwehrsystem setzt über das sympathische Nervensystem die körpereigene Stressachse in Gang: Unsere Nebennieren schütten vermehrt Adrenalin und Noradrenalin aus, was zu einer Zunahme der Atmungsfrequenz und des Herzschlages führt. Der Ausweg aus diesem Teufelskreis ist die bewusste Steuerung der Atmung, die willentlich erfolgen kann. Atemübungen stellen somit eine indirekte Möglichkeit dar, das Gefahrenabwehrsystem zu beruhigen, da eine Reduzierung der Atemfrequenz infolge von Atemübungen zu einer Reduzierung und Beruhigung der Herztätigkeit und somit auch zur Beruhigung des gesamten Organismus führt. Über die Atmung können wir die Frequenz unserer Herzschläge steuern. Eine langsame Atmung ist immer die Voraussetzung für Beruhigung und Entspannung

(Binder et al., 2020; Jacquemont, 2020). Folgende Übungen haben sich bei Prüfungs- und Versagensängsten bewährt:

**Imaginationsatmung:** Prüflinge sollen sich während dieser Übung bei jedem Atemzug einen beruhigenden Gedanken und dazu einen positiven Moment vorstellen („*Ich liege jetzt ganz entspannt am Strand und atme ruhig ein und aus!*"). Idealerweise handelt es sich um eine selbst erlebte Situation oder einen Ort, den sie bereits besucht haben.
**Atemmeditation:** Der Prüfling setzt sich bequem hin und schließt am besten die Augen. Nun beobachtet er seinen eigenen Atem, ohne diesen zu bewerten. Der Betroffene soll sich nur auf die Empfindungen der Atmung beim Ein- und Ausatmen konzentrieren. Wenn er merkt, dass er mit seinen Gedanken abschweift, soll er seine Aufmerksamkeit wieder auf seinen Atem richten. Diese Übung kann noch gesteigert werden, indem man beim Ein- und Ausatmen mitzählt (z. B. Einatmen 1, Ausatmen 2, Einatmen 3 usw.). Die Übung ist auch bei Einschlafproblemen ideal.
**Wechselatmung:** Hier setzt der Prüfling sich ebenfalls bequem hin und schließt die Augen. Nun atmet er langsam durch ein Nasenloch ein und aus, während er das andere mit einem Finger zuhält. So führt er mehrere Atemzüge durch. Anschließend wechselt der Prüfling und atmet durch das zweite Nasenloch, während er das andere zuhält. Es gibt viele Variationen dieser Übung, zum Beispiel das Einatmen durch ein Nasenloch und das Ausatmen durch das andere. Die Übung stammt aus dem Pranayama-Yoga und hilft nachweislich bei Lampenfieber, akutem Stress und generalisierten Angststörungen (Hartmann, 2020).

Atemübungen können durchaus autodidaktisch erlernt werden, ansonsten sollte der Berater oder Therapeut in der Lage sein, seinen Klienten beim Erlernen solcher Übungen zu unterstützen.

### Progressive Muskelentspannung

Die Methode der Progressiven Muskelentspannung (Jacobsen, 2006) vereinfacht das Erlernen der Entspannung dadurch, dass sie den chronisch Angespannten zunächst veranlasst, das zu tun, was er immer tut und gut kann: sich anzuspannen bzw. noch mehr anzuspannen. Dadurch, dass er zunächst ein noch höheres Ausmaß an Anspannung über das gewohnte Maß hinaus herbeiführt, erlebt er im Anschluss bei der Lösung der Anspannung das sich dabei zwangsläufig einstellende Gefühl der Entspannung – zunächst nur schwach, mit zunehmender Übung dann immer ausgeprägter. Diese Methode sollte aber Betroffenen, besonders Kindern und Jugendlichen, nur unter professioneller Anleitung beigebracht werden.

### Achtsamkeitsübungen

Damit der Betroffene langfristig einen gesunden Umgang mit seinen problematischen Emotionen – in diesem Fall mit der Prüfungsangst – entwickeln kann, reichen allein Techniken zum Spannungsabbau bzw. zur Stressreduktion häufig nicht aus. Der Betroffene muss zusätzlich erlernen, die Erlebnisvermeidung bezüglich seiner Emotionen aufzugeben. Das Ziel ist hierbei, dass der Betroffene zwischen maladaptiven (ungünstigen) und adaptiven (günstigen, gesunden) Emotionen unterscheiden kann und letztere in ein situativ hilfreiches adaptives Verhalten umzusetzen lernt. Achtsamkeit stellt für den Patienten hierbei eine wichtige Fertigkeit zur bewertungsfreien Wahrnehmung äußerer und innerer Vorgänge dar. Zudem ist Achtsamkeit an sich bereits eine wirksame Technik zur Emotionsregulation, die zu einer Verbesserung sowohl psychischer als auch körperlicher Symptome beiträgt (Lohmann & Annies, 2016; Michalak et al., 2012). Man kann generell zwischen äußerer Achtsamkeit (richtet sich auf alles, was wir mit unseren fünf Sinnen wahrnehmen können) und innerer Achtsamkeit (bezieht sich auf die bewertungsfreie Wahrnehmung innerer Vorgänge, also auf Emotionen, Gedanken und Körperempfindungen) unterscheiden.

Die äußere Achtsamkeit ist eine klassische Methode zur Stress- bzw. Anspannungsreduktion z. B. in Prüfungssituationen. Betroffene können die äußere (Fünf-Sinne-)Achtsamkeit als Stressreduktionstechnik anwenden, indem sie ihre Wahrnehmung auf bestimmte äußere Vorgänge (alles, was sie sehen, hören, fühlen, riechen oder schmecken können) konzentrieren. Damit können sie sich von ihrer Problememotion ablenken und das dadurch verursachte Anspannungsniveau absenken. Bewährte Maßnahmen sind die folgenden:

- Die Person setzt sich auf einen Stuhl und fixiert einen Punkt im Raum.
- Anschließend benennt sie viele Gegenstände bzw. Details, die sich in ihrem Blickfeld befinden („*Ich sehe die Lampe, ich sehe den Tisch …*“).
- Alternativ kann sie sich auf das Gehör oder die anderen fünf Sinne konzentrieren (Eismann & Lammers, 2017).

## Kognitive Ebene

Neben der Verhaltensmodifikation des Betroffenen sowie dem Erlernen von Maßnahmen zur Emotionskontrolle spielen auch Veränderungen bei kognitiven Vorgängen eine ganz entscheidende Rolle bei der Behandlung von Angsterkrankungen. Ob eine Situation als bedrohlich eingestuft wird oder nicht, geschieht durch subjektiv-kognitive Bewertungen. Wird eine vermeintlich harmlose Situation als bedrohlich eingestuft, werden sofort gefahrenassoziierte Gedanken und dysfunktionales Verhalten aktiviert. Hierbei zeigen Betroffene sehr häufig verschiedene Strategien. Sie reichen von Abwertungstendenzen (z. B. „Ich kann das sowieso nicht!“), über katastrophisierende Gedanken (z. B. „Ich schaffe diese Prüfung nie!“) bis hin zu Vermeidungsverhalten (z. B. Krankmeldung wegen Unwohlsein). Diese Strategien mögen durchaus eine Zeit lang erfolgreich sein, lösen aber das eigentliche Problem nicht. Ziel muss es sein, die dysfunktionalen kognitiven Gedanken durch adaptive Gedanken zu ersetzen. Typische kognitive Verzerrungen sind (Hagena & Gebauer, 2014):

- Polarisiertes Denken (z. B. Schwarz-Weiß-Denken, Alles-oder-Nichts ...)
- Übergeneralisierung (z. B. Das ist immer so ..., alle sind so ...)
- Selektiver Filter (negative Ereignisse werden besonders herausgehoben und betont)
- Personalisierung (Misserfolge werden auf die eigene Person bezogen)
- Katastrophisieren (negative Ereignisse werden negativ überbewertet)

---

### **EXKURS**: Ein kleines Gedankenexperiment – Die Trinkglasübung

*Schließen Sie die Augen und stellen Sie sich ein schönes, buntes Trinkglas vor, das mit einer erfrischenden Flüssigkeit gefüllt ist und vor Ihnen auf dem Tisch steht. Es könnte Ihr Lieblingsgetränk sein: spritziges Mineralwasser, ein abgekühlter Tee oder eine erfrischende Saftschorle. Sie führen die Hände zum Glas, nehmen es und führen es langsam zum Mund. Nun merken Sie auf einmal einen beißenden, stechenden Geruch in Ihrer Nase. Sie merken, im Glas ist kein Wasser, Tee oder ähnliches. Es ist hochkonzentrierter Essig. Nun stellen Sie sich vor, Sie riechen noch kräftiger an dem Glas. Vielleicht nehmen Sie dabei sogar unabsichtlich einen kleinen Schluck und spüren, wie der säuerliche Geschmack sich in Ihrem Mund ausbreitet und sich beim Schlucken seinen Weg über die Speiseröhre in den Magen bahnt. Nun öffnen Sie die Augen. Sie sind nun wieder im Hier und Jetzt!*

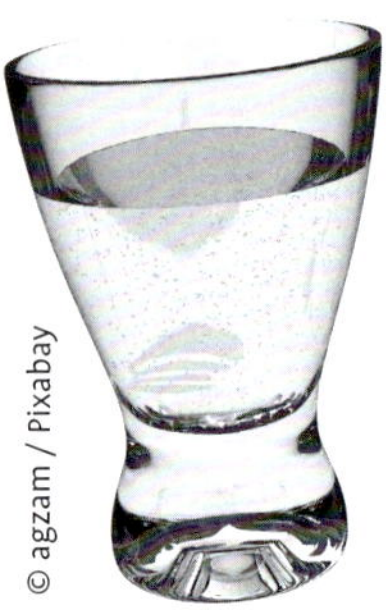


Was haben Sie gespürt? Was haben Sie wahrgenommen?
Ziel dieser Imaginations- bzw. Vorstellungsübung ist, dass man damit Betroffenen zeigen kann, dass Gedanken, Vorstellungen und Erinnerungen stellenweise zu starken unwillkürlichen somatischen (körperlichen) Reaktionen führen können (z. B. Anspannung der Gesichtsmuskulatur, Gänsehautbildung, Übelkeitsgefühl).

### Selbstwert stärken

Eine essenzielle Maßnahme bei allen Angstpatienten ist die Stärkung des Selbstbewusstseins und somit auch der Selbstwirksamkeit („*Ich kann an der aktuellen Situation aktiv etwas ändern.*"). So kann man sich zusammen mit einem betroffenen Schüler auf die Suche nach Stärken und auch Ressourcen innerhalb und außerhalb der Schule begeben und anschließend die Ergebnisse präzise, konkret und positiv formuliert notieren (siehe Anhang AB 5 – Selbstwertaufbau mit dem Ressourcenfelsen; weitere Anregungen zu Methoden zur Selbstwertsteigerung siehe Prölß, 2021).

Zudem sollte man dem Betroffenen die Einsicht vermitteln, dass der mit Problemen beladene Teil nur einen Aspekt seiner Persönlichkeit darstellt und dass es viele weitere Bereiche gibt, auf die er stolz sein kann. Hier haben sich vor allem Fragetechniken aus der systemischen Therapie bewährt, wie beispielsweise:

- die **zirkulären Fragen** „*Was schätzen deine Eltern, Geschwister, Freunde, … an dir?*" oder
- die **Zukunftsfantasien** „*Was interessiert Menschen in zehn oder 20 Jahren an dir – deine Mathematiknoten in der 5. Klasse oder deine Zuverlässigkeit, deine Witzigkeit, …?*"
- **Fragen nach positiven Ausnahmen** „*Ist die Prüfungsangst bei jedem Fach zu bemerken, oder gibt es Ausnahmen, bei denen es besser funktioniert?*" oder
- die **hypothetischen Fragen** „*Was geschieht, wenn es alles so weiterginge wie bisher?*" oder „*Was wären die positiven Konsequenzen für das neue Verhalten?*"

### Hinderliche (dysfunktionale) Gedanken verändern (kognitive Umstrukturierung)

Sehr häufig entstehen Ängste auch aus dysfunktionalen Gedanken heraus bzw. werden durch diese Gedanken stabilisiert (z. B. „*Ich bin zu doof für Mathematik!*"). Ein wichtiger Schritt in der Behandlung von Prüfungsängsten ist es, diese hinderlichen, belastenden Gedanken zu identifizieren und anschließend hilfreiche Gedanken zu formulieren. Hierzu soll der Betroffene zuerst seine Gedanken auf einem Blatt Papier notieren bzw. aufmalen. Anschließend können mit dem Betroffenen gemeinsam die notierten Gedanken anhand der nachfolgenden Fragen beurteilt werden:

- Entspricht mein Gedanke den Tatsachen?
- Gibt es Beweise dafür/dagegen?
- Hilft mir der Gedanke, mein Ziel zu erreichen?
- Welcher Gedanke wäre stattdessen hilfreich (und auch realistischer)?

Anhand dieser Fragen werden die notierten Sätze bewertet und in positive umgewandelt. Dieses „Umwandeln" fällt vielen Kindern und Jugendlichen schwer, sodass sie hier häufig Unterstützung brauchen. In der folgenden Tabelle sind typische hinderliche Gedanken und ihre mögliche Umdeutung zu finden.

Tab. 4.: Hilfreiche Gedanken formulieren

| Dysfunktionaler Gedanke | Kategorie | Umwandlung |
|---|---|---|
| *„Ich werde die Prüfung garantiert nicht schaffen, mein Kopf wird ganz leer sein."* | Katastrophisierung | *„Ich habe viel gelernt und werde sicher bei ein paar Aufgaben die Antwort wissen! Ich muss nicht alle Aufgaben beantworten, um die Prüfung zu schaffen!"* |
| *„Ich werde sicherlich einen Blackout in der Prüfung haben!"* | Katastrophisierung | *„Falls ich wirklich einen Blackout in der Prüfung bekommen sollte, kenne ich genügend Techniken, die mir helfen, damit umzugehen!"* |
| *„Ich schaffe das einfach nicht! Ich bin ein geborener Versager!"* | Etikettierung | *„Ich erinnere mich bei solchen Gedanken an die Momente, in denen mich der Lehrer gelobt hat!"* |
| *„Meine Eltern/meine Lehrer/meine Mitschüler halten mich ohnehin für einen Idioten!"* | Etikettierung | *„Ich bin sicherlich nicht perfekt, aber auch ich hatte schon schulische Erfolge. Was andere von mir denken, darf mich in der Prüfungssituation nicht interessieren!"* |
| *„Bei dem Prüfer bekommt jeder eine schlechte Note!"* | Selektiver Filter | *„Es kann gut sein, dass dieser Prüfer sehr streng bewertet, aber ich habe mich gut vorbereitet. Falls die Prüfung doch nicht nach meinen Erwartungen verläuft, hat es nichts mit mir als Person zu tun!"* |
| *„Ich habe zu wenig gelernt!"* | Verallgemeinerung | *„Ich erinnere mich an mein Lerntagebuch. Was in der vorhandenen Zeit möglich war, habe ich mit Struktur gelernt! Die anderen Schüler hatten auch nicht mehr Zeit zur Vorbereitung als ich und hatten vielleicht sogar einen weniger strukturierten Lernplan."* |
| *„Ich muss gute Leistungen liefern, das erwarten meine Eltern von mir!"* | Unangemessene Imperative (auch „Müsste"-Sätze) | *„Ich weiß, dass meine Eltern nur so hohe Erwartungen an mich stellen, weil sie wissen, dass ich diese erfüllen kann. Sollte ich einmal scheitern, ändert das aber nichts an ihrer Wertschätzung meiner Person."* |

Bei jüngeren Kindern hat sich die Etablierung eines Sorgenfressers sehr bewährt. Hier wird den Kindern eine Möglichkeit gegeben, um ihre Sorgen und Nöte „auffressen" zu lassen. Dazu benötigen die Betroffenen einen Sorgenfresser (in Form eines Stofftieres o. Ä., in dessen Mund man etwas stopfen kann; gekauft oder selbst gebastelt). Der Betroffene kann nun seine Ängste und/oder negativen Gedanken auf kleine Zettel schreiben oder belastende Bilder aufmalen. Anschließend bietet man die Zettel dem Sorgenfresser an, damit dieser die Sorgen auffrisst (bei kleinen Kindern kann man diesen Vorgang mit Essgeräuschen begleiten). Zum Schluss muss darauf geachtet werden, dass der Sorgenfresser den Mund auch wieder verschließt, damit er die Zettel (Sorgen) nicht mehr ausspucken kann. In regelmäßigen Abständen bespricht und bearbeitet man die „Sorgen", indem man sie gemeinsam dem Sorgenfresser entnimmt und danach endgültig entsorgt.

**Gedanken-STOPP einführen**

Die folgende Technik soll helfen, wiederkehrende unerträgliche Gedanken zu stoppen und dem Betroffenen ermöglichen, sich auf andere Vorstellungen zu konzentrieren. Diese Methode sieht vor, dass die Person sich kurz auf einen unangenehmen Gedanken konzentriert, ihn dann abrupt stoppt und mit ihrer Aufmerksamkeit sofort zu angenehmen Gedanken oder Bildern wechselt. Diese Technik sollte im Vorfeld mehrmals zu Hause geübt werden, um gute Erfolge zu erhalten.

Dazu sollten zuerst die angstbehaftete Situation sowie die dazugehörigen negativen Gedanken (siehe Tab. 4) gesammelt werden. Anschließend werden positive Situationen gesammelt, wie beispielsweise das entspannte Liegen am Strand mit den dazugehörigen Gedanken („*Ich bin ganz entspannt; mir geht es gut!*"). In der dritten Phase – der Übungsphase – sollte man sich in einem ruhigen Moment die angstauslösende Situation (z. B. Prüfung) vorstellen. Beginnen die Angstsymptome, werden diese durch Gedankenunterbrechung gestoppt. Hierzu kann beispielsweise laut STOPP gerufen, mit den Fingern geschnipst, mit den Füßen auf den Boden gestampft oder in die Hände geklatscht werden (Anmerkung: Laute Geräusche unterstützen nämlich die Gedankenunterbrechung). Anschließend soll sofort nach dem „Stopp!" zu den angenehmen Bildern, Erinnerungen, die im Vorfeld gesammelt wurden, gewechselt und mindestens für ca. 30 Sekunden bei diesen Gedanken geblieben werden. Dieses Vorgehen muss regelmäßig geübt werden, damit die Methode auch in Prüfungssituationen oder bei einem Blackout sicher angewendet werden kann.

**Alternative:** Falls diese Übung vom Betroffenen nicht angewendet werden kann, ist es alternativ möglich, die hinderlichen Gedanken auf andere, nicht angstmachende Gedanken umzulenken. Im Grunde geht es darum, sich mit einer leichten Konzentrationsübung abzulenken und somit die dysfunktionalen Gedanken (Komponente Besorgtheit) sowie die körperlichen Symptome (Komponente Aufgeregtheit) zu vergessen. Die einfachste Übung ist der „Countdown". Hier kann, je nach Begabung und Alter des Betroffenen, ein Startpunkt gewählt werden (z. B. 100). Als Nächstes wird in Schritten heruntergezählt, wie beim Start einer Rakete. So können jüngere Kinder in Einerschritten, ältere in Dreierschritten und wieder andere beispielsweise auf Englisch oder Französisch zählen. Diese einfache Übung soll dafür sorgen, dass der Betroffene nicht mehr an seine körperlichen Symptome und an die negativen Gedanken denkt, sondern sich langsam wieder beruhigt und ins Hier-und-Jetzt zurückgeholt wird.

**Tipp: Gebt eurer Angst einen Namen**

In manchen Situationen ist es hilfreich, seiner Angst einen Namen zu geben, um mit ihr bewusster umgehen zu können. In Fachkreisen wird dieses Vorgehen Externalisierung genannt. So kann man die Angst als „ängstlicher Anton" oder als „ängstliche Anna" bezeichnen und als kleine Instanz wahrnehmen, die man immer irgendwie dabei hat – wie eine Art Leibwächter. Mit dieser kognitiven Methode soll sichergestellt werden, dass man die Angst bzw. das Gefühl genauer identifiziert und lernt, damit besser umzugehen, wie beispielsweise durch den folgenden Kommentar in einer Prüfungssituation: *„Anna, jetzt bist du still. Du kannst mich später wieder nerven!"*

## Wie können Eltern und Pädagogen Betroffene unterstützen?

Eltern und Pädagogen kommt im Bereich der Prävention und der Intervention bei Prüfungsängsten eine entscheidende Rolle zu. Dementsprechend ist es wichtig, neben den Betroffenen auch diesen Personengruppen Handlungsempfehlungen an die Hand zu geben.

### Was kann man Eltern mit erhöhter Leistungserwartung raten?

Eltern mit erhöhter Leistungserwartung an ihr Kind sollte vermittelt werden, dass sie ihrem Kind – idealerweise gemeinsam – individuelle und realistische Ziele setzen, die sich an den Bedürfnissen und an den kognitiven Voraussetzungen des Kindes orientieren. Einstellungen wie *„Mein Kind muss unbedingt auf das Gymnasium, koste es, was es wolle!“* sind kontraproduktiv. Zum besseren Verständnis des Kindes sind Empathie-Übungen zu empfehlen, z. B. dass sich die Eltern in ihre eigene Kindheit zurückversetzen sollen. Zudem haben sich Maßnahmen zur Selbstwertsteigerung des Kindes, wie der Besuch von Sport- oder Musikvereinen bewährt, damit das Kind positive Erlebnisse außerhalb der Schule sammeln und diesen Glanz oder auch Stolz mit in die Schule nehmen kann.

### Was kann man Eltern raten, wenn die eigenen Kinder elterliche Verhaltensweisen fehlinterpretieren?

Diese Fehlinterpretation bei Kindern bezüglich der Erwartungshaltung ihrer Eltern kommt häufig bei sehr unsicheren oder überfürsorglichen Eltern vor, die sich übermäßig viel um die Prüfungsvorbereitung kümmern und Prüfungen oft im alltäglichen Kontext thematisieren. Daher ist es wichtig, zu Beginn zu erwähnen, dass die elterliche Sorge als solche nicht abgewertet wird. Hier steht vor allem die Psychoedukation der Eltern im Vordergrund, wobei die Wirkzusammenhänge, Ursachen und Maßnahmen gegen Prüfungsangst thematisiert werden sollen. Anschließend können mit der Familie gemeinsam Ausdrücke, Äußerungen und Verhaltensweisen gesammelt werden, die bei dem Betroffenen Unbehagen auslösen. Außerdem sollte man den Eltern einen Einblick in verschiedene Lerntechniken und -methoden geben, damit sie ihr Kind ideal unterstützen können und dieses somit das Gefühl der Selbstwirksamkeit erfahren kann.

### Was kann man Eltern raten, die gewöhnlich unangemessen auf schlechte Noten reagieren?

In solch einer Situation sollte der Berater/Therapeut ein klärendes Gespräch mit den Eltern führen und dabei folgende Fragen stellen: „*Welche Befürchtungen haben Sie?*“ und „*Wie reagieren Sie auf schlechte Leistungen?*“ Für diese Fragen sollte man viel Zeit einplanen, um konkret die Verhaltensweisen der Eltern zu erfragen. In dieser Phase eignet sich eine Empathie-Übung, um einen Perspektivenwechsel zu ermöglichen *(Was würde eine harte Strafe als Reaktion auf Ihre schlechte Leistung in Ihnen auslösen?)*. Falls keine Einsicht bezüglich ihres Verhaltens eintritt und beim Kind ein starker Leidensdruck erkennbar ist, sollte an dieser Stelle an einen professionellen Fachdienst, wie den schulpsychologischen Dienst oder die psychologische Beratungsstelle der Diakonie bzw. Caritas, verwiesen werden.

### Was kann man Lehrkräften raten?

Sollte es sich bei der Prüfungsangst um eine Überforderungsreaktion handeln, also dass die Angst aus einer kognitiven Überforderung entsteht (z. B. aufgrund des Besuchs einer falschen Schulart oder einer unentdeckten Lese-Rechtschreibstörung), müssen zuerst in diesem Bereich schulische und/oder therapeutische Maßnahmen ergriffen werden. Wenn die eingeleiteten Maßnahmen greifen, lässt in der Regel die Angstsymptomatik relativ schnell nach.

Ansonsten ist ein wichtiger Bereich bei der Prävention von Prüfungsängsten die Gestaltung der Lehrer-Schüler-Interaktion. Hierbei ist darauf zu achten, dass man als Lehrkraft einen sozialintegrativen Erziehungsstil (geprägt von emotionaler Wärme, Wohlwollen, Respekt und ehrlicher Unterstützung) verkörpert. Zudem sind Angstauslöser im Unterricht (z. B. öffentliche Bewertungen) zu vermeiden. Eine Optimierung des Klassenklimas (wenig wettbewerbs- und rivalitätsfördernde Maßnahmen) ist ebenfalls angstmildernd. Als Nächstes sollte die Lehrkraft versuchen, das Selbstwertgefühl des Betroffenen aufzubauen bzw. zu stabilisieren. Hierzu kann man die individuellen Fähigkeiten des Schülers durch ehrliche Rückmeldungen sowie ermutigende Lehrerkommentare bei mündlichen Meldungen und bei Schulaufgaben hervorheben. Bei der Unterrichtsplanung kann darauf geachtet werden, dass der Unterricht strukturiert, kleinschrittig und transparent angelegt ist. Zudem sollten neue Lerninhalte nicht bis zum Stundenende erarbeitet werden. Ebenfalls ist es sinnvoll, die Methodenkompetenz des Schülers zu erhöhen (z. B. durch klare Vorgaben bei der Gestaltung der Hefteinträge oder der Vermittlung von fachspezifischen Lerntechniken). Man muss jedoch stets bedenken, dass jede Lehrkraft eine eigene (Lehrer-)Persönlichkeit besitzt, die weder durch Eltern noch durch den Schüler beeinflussbar ist.

Bei jüngeren Kindern bietet es sich an, das Thema Angst im Unterricht zu thematisieren. Hierzu können Bilderbücher eingesetzt werden (eine Literaturliste mit möglichen Büchern für den Unterricht befindet sich im Anhang). Den letzten Bereich bildet die Gestaltung der Prüfungssituation (z. B. bei Prüfungen in der Schule). Hier sollte darauf geachtet werden, dass die Leistungsanforderungen für die Schüler transparent und nachvollziehbar sind (z. B. klare Definition der Lerninhalte) und dass nach Möglichkeit Zeitdruck (z. B. ständiges Erinnern der Schüler an die Arbeitszeit) vermieden wird. Die Durchführung von prüfungsanalogen Übungen im Vorfeld sowie aussagekräftige Korrekturrückmeldungen haben sich in der Praxis als Strategie zur Reduzierung von Prüfungsangst bewährt.

### Was kann man Prüfern raten?

Es gibt bestimmte Verhaltensweisen in Rahmen einer Prüfung, die beim Prüfling Angst aufbauen oder vermindern und auf die der Prüfer Einfluss nehmen kann. So gibt es durchaus triviale Dinge, wie beispielsweise das Verwenden einer tickenden Uhr, die sehr beunruhigend wirken kann. Auch mit einem resoluten Auftreten des Prüfers (z. B. laute, bedrohliche Stimme) kommen prüfungsängstliche Schüler schlechter zurecht. Generell sollte man den Prüfling als ganzen Menschen sehen und nicht nur als Faktenvorträger. Eine wertschätzende, empathische Haltung beim Umgang mit dem Prüfling ist ebenfalls förderlich. Zudem hat es sich herausgestellt, dass es zu großen Irritationen beim Prüfling führt, wenn die Fragen zu einfach sind. Dass schwere Fragen Angst und Unwohlsein auslösen, ist evident, aber zu leichte Fragen können gelegentlich zu Problemen führen, weil diese Art nicht in das gewohnte Schema vieler Prüflinge passt. Beantwortet der Prüfling selbst die leichte Frage falsch, kann das zu einer Kettenreaktion an dysfunktionalen Gedanken („*Ich bin selbst für die einfachsten Fragen zu blöd!*") führen. Prüfer sollten sich zudem immer bewusst sein, dass Angst den flexiblen Umgang mit Wissen erschwert. Daher sind am besten zu Beginn Reproduktionsfragen zu stellen und sobald eine Beruhigung des Schülers eingetreten ist, kann man zu den Transferaufgaben wechseln. Auch eine regelmäßige Rückmeldung über die Richtigkeit der Antworten – zumindest zu Beginn – kann sich angstmindernd auswirken.

# Was tun im Notfall? Sofortmaßnahmen bei Angstattacken und Blackout

**Maßnahmen vor der Prüfung.** Generell sollte man sich vor dem Prüfungstag nicht mehr intensiv mit dem Lernstoff und den Prüfungsinhalten beschäftigen. Ein erneutes Durchlesen birgt die Gefahr, dass der Prüfling noch Lernbereiche entdeckt, die er nicht gelernt hat, und somit ein Angstgefühl ausgelöst wird. Angstmildernd wirken stattdessen sportliche Betätigungen, das Lesen witziger Bücher oder das Ansehen eines lustigen Films. Auch gewohnte Ein- und Durchschlafrituale sollten vor Prüfungstagen nicht verändert werden (z. B. Einhalten der gewohnten Schlafenszeit und kein „Durchlernen" bei zum Morgengrauen). Am Tag der Prüfung sollte der Prüfling nicht zu früh da sein – außer es ist vorgeschrieben –, um Kontakt mit anderen, aufgeregten Mitschülern zu vermeiden. Gespräche mit Mitschülern sollten nicht über die Prüfung und deren Inhalte geführt werden, sondern sich eher im Small-Talk-Bereich bewegen. Bei beginnender Nervosität sollte der Prüfling sich bewusst machen, dass diese körperlichen Symptome absolut normal sind und deshalb nicht überbewertet werden dürfen. Ganz im Gegenteil: Nervosität kann auch leistungssteigernd sein. Sollten die körperlichen Symptome aber zu stark werden, können die eingeübten Maßnahmen (z. B. Anwendung der förderlichen Gedanken bzw. der Entspannungsübungen, einfaches Auf- und Abgehen im Gang) zur Gegensteuerung angewendet werden.

**Blackout bei der Prüfung.** Sollte nun trotz bester Vorbereitungen der Super-GAU eintreten – der Blackout – haben sich folgende Maßnahmen bewährt: Bei mündlichen Prüfungen kann man dem Betroffenen nur empfehlen, dass er entweder geschickt versucht, auf ein Thema umzulenken, das er gerade parat hat, oder ehrlich antwortet, dass er momentan „auf der Leitung steht" und darum bittet, dass die Frage wiederholt/anders gestellt wird.

Tritt der Blackout bei einer schriftlichen Prüfung auf, können erneut eingeübte Gegenmaßnahmen ergriffen werden. So können bei starken körperlichen Symptomen die Atemtechniken oder Elemente aus der progressiven Muskelentspannung angewendet werden. Ferner kann die Anwendung von Geruchsankern, wie der Duft von Lavendel, angstmildernd wirken (Osterkamp, 2021). Hierzu kann man Lavendelöl auf einen Wattebausch tröpfeln, in einem kleinen Gefäß mit sich führen und bei Bedarf daran riechen. Beim Auftreten von hinderlichen und dysfunktionalen Gedanken sollte ebenfalls auf die eingeübten Methoden des Gedanken-STOPPs oder „Countdowns“ zurückgegriffen werden. Zusätzlich kann die „ABC-Methode“ Anwendung finden. Bei dieser Gedankenübung denkt man sich zu allen Buchstaben des Alphabets Wörter aus einer bestimmten Wortgruppe aus (z. B. Tiere, Länder, Fußballspieler, Fernsehsendungen). Dabei soll die Reihenfolge des Alphabets eingehalten werden und kein Buchstabe ausgelassen werden. Diese Übung dient dazu, sich von den körperlichen Symptomen und den hinderlichen Gedanken abzulenken.

Beim Lesen dieses Buches haben Sie hoffentlich erkennen können, dass man nicht ein Leben lang unter Prüfungsangst leiden muss. Wer sich bestimmte Techniken aneignet und diese regelmäßig übt bzw. trainiert, ist für die meisten Prüfungssituationen gut gerüstet und kann auch ohne therapeutische Begleitung sein Leben meistern.

# Literaturverzeichnis

American Psychiatric Association (2015). Diagnostisches und statistisches Manual psychischer Störungen (5. Auflage). Hrsg. Falkai, P. & H.-U. Wittchen. Göttingen: Hogrefe.

Bandura, A. (1976). Lernen am Modell. Ansätze zu einer sozial-kognitiven Lerntheorie. Stuttgart: Klett.

Bäuerle, S. & Kury, H. (1980). Stress in der Schule – Eine experimentelle Untersuchung an 13- bis 16jährigen Schülern. Praxis der Kinderpsychologie und Kinderpsychiatrie, 29, 70–76.

Bergius, R. (1964). Einfache Lernvorgänge. In R. Bergius (Hrsg.), Allgemeine Psychologie, Lernen und Denken (Handbuch der Psychologie, Bd. 1 und 2, S. 147–224). Göttingen: Hogrefe.

Binder, R., Schöller, F. & Weeß, H.-G. (2020). Therapie-Tools Schlafstörungen. Mit E-Book inside und Arbeitsmaterial (1. Auflage). Therapie-Tools. Weinheim: Beltz.

Birkelbach, K., Dobischat, R. & Dobischat, B. (2017). Außerschulische Nachhilfe: Ein prosperierender Bildungsmarkt im Spannungsfeld zwischen kommerziellen und öffentlichen Interessen. Düsseldorf: Hans-Böckler-Stiftung.

Burow, O.-A. & Bornemann, S. (2018). Das große Handbuch Unterricht & Erziehung in der Schule. Handlungsfeld: Unterricht und Erziehung. Köln: Carl Link.

Dilling, H. & Freyberger, H.J. (2014). Taschenführer zur ICD-10-Klassifikation psychischer Störungen. Mit Glossar und Diagnostischen Kriterien sowie Referenztabellen ICD-10 vs. DSM-IV. Göttingen: Hogrefe.

Döpfner, M., Schnabel, M., Goletz, H. & Ollendick, T. (2006). PHOKI: Phobiefragebogen für Kinder- und Jugendliche. PHOKI; Manual. Göttingen: Hogrefe.

Dohmen, D., Erbes, A., Fuchs, K. & Günzel, J. (2008). Was wissen wir über Nachhilfe? – Sachstand und Auswertung der Forschungsliteratur zu Angebot, Nachfrage und Wirkungen. Berlin: Forschungsinstitut für Bildungs- und Sozialökonomie.

Eismann, G. & Lammers, C.-H. (2017). Therapie-Tools Emotionsregulation. Mit E-Book inside und Arbeitsmaterial (1. Auflage). Weinheim: Beltz.

Ermann, M. (2019). Angst und Angststörungen. Psychoanalytische Konzepte (2. Auflage). Stuttgart: Kohlhammer.

Esser, G. (2015). Klinische Psychologie und Verhaltenstherapie bei Kindern und Jugendlichen. Stuttgart: Thieme Verlag.

Fehm, L. & Fydrich, T. (2013). Prüfungsangst (Fortschritte der Psychotherapie, Bd. 44). Göttingen: Hogrefe.

Hagena, S. & Gebauer, M. (2014). Therapie-Tools Angststörungen. Mit Arbeitsmaterial (1. Auflage). Weinheim: Beltz.

Hartmann, C. (2020). Die Entschleunigung des Atems: Yoga und Meditation. Spektrum der Wissenschaft – Kompakt. (45.20), 4–10.

Hellmich, F. & Wernke, S. (2009). Was sind Lernstrategien … und warum sind sie wichtig? In F. Hellmich & S. Wernke (Hrsg.), Lernstrategien im Grundschulalter. Konzepte, Befunde und praktische Implikationen (Schulpädagogik, S. 13–24). Stuttgart: Kohlhammer.

Hermann, M. (2019). Angst und Angststörungen. Psychoanalytische Konzepte. Stuttgart: Kohlhammer.

Herzer, F., Wendt, J. & Hamm, A. O. (2014). Discriminating clinical from nonclinical manifestations of test anxiety: A validation study. Behavior Therapy, 45(2), 222–231.

Illy, D. (2016). Ratgeber Angsterkrankungen. Hilfe für den Alltag. München: Urban & Fischer Verlag.

In-Albon, T. & Schneider, S. (2007). Psychotherapy of childhood anxiety disorders: A meta-analysis. Psychotherapy and Psychosomatics, 76(1), 15–24.

Jacobson, E. (2006). Entspannung als Therapie. Progressive Relaxation in Theorie und Praxis (5. Aufl.). Stuttgart: Klett-Cotta.

Jacquemont, G. (2020). Besser atmen zu lernen bedeutet, besser leben zu lernen. Spektrum der Wissenschaft – Kompakt. (45.20), 23–31.

Jakobsen, T., Rudolf, G., Oberbracht, C., Langer, M. & Dilg, R. (2008). Depression, Angst und Persönlichkeitsstörungen in der PAL-Studie. Forum Psychoanal 24(1), 47–62.

Kossak, H.-C. (2016). Beratung und Behandlung von Prüfungsängsten. Lernen und Lernstörungen, 5(2), 79–93.

Landmann, M. & Schmitz, B. (2007). Einführung in die Selbstregulation. In M. Landmann & B. Schmitz (Hrsg.), Selbstregulation erfolgreich fördern. Praxisnahe Trainingsprogramme für effektives Lernen (S. 9–18). Stuttgart: Kohlhammer.

Lazarus, R. S. & Folkman, S. (1984). Stress, Appraisal, and Coping. New York: Springer.

Lazarus, R. S. (1966). Psychological stress and the coping process. New York: McGraw-Hill.

LeBeau, R. T., Glenn, D., Liao, B., Wittchen, H.-U., Beesdo-Baum, K. & Ollendick, T. (2010). Specific phobia: a review of DSM-IV specific phobia and preliminary recommendations for DSM-V. Depression and Anxiety, 27(2), 148–167.

Lesch, K.-P., Bengel, D. & Heils, A. (1996). Association of anxiety-related traits with a polymorphism in the serotonin transporter gene regulatory region. Sciene (274), 1527–1531.

Liebert, R. M. & Morris, L. W. (1967). Cognitive and emotional components of test anxiety: A distinction and some initial data. Psychological Reports, 20(3), 975–978.

Lohmann, B. & Annies, S. (2016). Achtsamkeit in der Verhaltenstherapie. Stuttgart: Schattauer.

Lukesch, H. (2001). Psychologie des Lernens und Lehrens (Psychologie in der Lehrerausbildung, Bd. 2). Regensburg: Roderer.

Mackowiak, K. & Lengning, A. (2010). BAV – Das Bochumer Angstverfahren für Kinder im Vorschul- und Grundschulalter. Göttingen: Hogrefe.

Mandl, H. & Friedrich, H. F. (1992). Lern- und Denkstrategien – ein Problemaufriss. In H. F. Friedrich & H. Mandl (Hrsg.), Lern- und Denkstrategien. Analyse und Intervention (S. 3–54). Göttingen: Hogrefe, Verl. für Psychologie.

Margraf, J. (2017). Angsttherapie. https://www.youtube.com/watch?v=6coyng731aU; Zugriff am 18.11.2021.

Megbel, E. (2021). In der Pause übt das Gehirn im Schnelldurchlauf: HIRNFORSCHUNG. https://www.spektrum.de/news/hirnforschung-in-der-pause-uebt-das-gehirn-im-schnelldurchlauf/1883572; Zugriff am 19.08.2021.

Melfsen, S. & Walitza, S. (2013). Soziale Ängste und Schulangst. Entwicklungsrisiken erkennen und behandeln. Weinheim: Beltz.

Mentzos, S. (1989). Neurotische Konfliktverarbeitung: Einführung in die psychoanalytische Neurosenlehre unter Berücksichtigung neuer Perspektiven. Frankfurt a. M.: Fischer Taschenbuch Verlag.

Metzig, W. & Schuster, M. (2006). Lernen zu lernen. Heidelberg: Springer.

Metzig, W. & Schuster, M. (2009). Prüfungsangst und Lampenfieber. Heidelberg: Springer.

Michalak, J., Heidenreich, T. & Williams, J. M. G. (2012). Achtsamkeit. Göttingen: Hogrefe.

Migge, B. (2018). Hypnose und Hypnotherapie: Grundlagen und Praxis in Coaching und Kurzzeittherapie. Mit E-Book inside; mit Online-Materialien (1. Auflage). Weinheim, Basel: Beltz.

Muth-Seidel, D. & Seidel, D. (2006). Cool mit Nic Panda: Training für Kinder mit Schul- und Prüfungsangst. Dortmund: Borgmann Media.

Osterkamp, J. (2021). Lavendelduft als natürlicher Angstlöser. https://www.spektrum.de/news/lavendelduft-als-natuerlicher-angstloeser/1603910. Zugriff am 22.11.2021.

Petermann, F. & Natzke, H. (2014). Prävention und Schule. In F. Petermann & D. Vaitl (Hrsg.), Entspannungsverfahren. Das Praxishandbuch (S. 436–446). Weinheim: Beltz.

Prölß, A. (2015). Überflieger oder nur Mittelmaß bei Prüfungen. Beides ist bei hochbegabten Kindern möglich, erschwert aber ihre Identifizierung. Niederbayerische Schule – Zeitschrift des Bezirksverbandes Niederbayern im BLLV (5), 7–8.

Prölß, A. (2019). Hochbegabung: Ein Ratgeber für Eltern, Therapeuten und Pädagogen (1. Auflage). Idstein: Schulz-Kirchner Verlag.

Prölß, A. (2020). Aggressive Verhaltensweisen bei Kindern und Jugendlichen. Grundlagen, Diagnostik und gezielte Interventionen (1. Auflage). Idstein: Schulz-Kirchner Verlag.

Prölß, A. (2021). Bedürfnisorientierte Therapie in Theorie und Praxis (1. Auflage). Norderstedt: BoD-Verlag.

Rost, D. & Schermer, F. (2007). Differentielles Leistungsangst-Inventar. DAI. Frankfurt am Main: Pearson-Verlag.

Sari, S. A., Bilek, G. & Celik, E. (2018). Test anxiety and self-esteem in senior high school students: A cross-sectional study. Nordic Journal of Psychiatry, 72(2), 84–88.
Schiefele, U. & Pekrun, R. (1996). Psychologische Modelle des fremdgesteuerten und selbstgesteuerten Lernens. In F. E. Weinert (Hrsg.), Psychologie des Lernens und der Instruktion (S. 249–278). Göttingen: Hogrefe.
Schmidt-Atzert, L. (1996). Lehrbuch der Emotionspsychologie. Stuttgart: Kohlhammer.
Schnabel, K. (1996). Leistungsangst und schulisches Lernen. In J. Möller & O. Köller (Hrsg.), Emotionen, Kognitionen und Schulleistung (S. 53–67). Weinheim: Beltz.
Schneider, R. (2017). Psychiatrie leicht verstehen – Heilpraktiker für Psychotherapie. München: Urban & Fischer.
Schneider, S. & Seehagen, S. (2014). Angststörungen im Kindes- und Jugendalter. Stuttgart: Thieme.
Storath, R., Drechsel, H.-M., Enders, C. & Lambert, B. (2011). Informelle Schulleistungsdiagnostik IV. Nürnberg: Copyland Druckzentrum.
Tausch, R. & Tausch, A. M. (1971). Erziehungspsychologie (6. Auflage). Göttingen: Hogrefe.
Von der Embse, N., Jester, D., Roy, D. & Post, J. (2018). Test anxiety effects, predictors, and correlates: A 30-year meta-analytic review. Journal of Affective Disorders, 227, 483–493.
Waadt, M., Gloster, A., Martz, J. & Hayes, S. C. (2015). Programmbereich Psychologie. Arbeiten mit der Akzeptanz- und Commitment-Therapie (ACT): Ein Fallbuch. Bern: Hogrefe.
Watson, J. & Rayner, R. (1920). Conditioned emotional responses. Journal of Experimental Psychology. 3: 1–14.
Webb, J. (2017). Hochbegabte Kinder. Das große Handbuch für Eltern. Bern: Hogrefe
Wieczerkowski, W., Nickel, H. & Janowski, A. (2016). Angstfragebogen für Schüler. AFS. Göttingen: Hogrefe.
Wild, K.-P. (2010). Lernstrategien und Lernstile. In D. H. Rost (Hrsg.), Handwörterbuch pädagogische Psychologie (S. 479–484). Weinheim: Beltz.
Zeidner, M. & Most, R. (1992). An introduction to psychological testing. In M. Zeidner & R. Most (Hrsg.), Psychological testing. An inside view (S. 2–47). Palo Alto, CA: Consulting Psychologists Press.
Zeidner, M. (1998). Test anxiety. The state of the art (Perspectives on individual differences). New York: Plenum Press.
Zielinski, W. (1998). Lernschwierigkeiten. Ursachen – Diagnostik – Intervention (3. Auflage). Stuttgart: Kohlhammer.

# Weiterführende Literatur


## Literatur zum Bereich „Angststörungen allgemein“

Alsleben, H., Rufer, M. & Weiss, A. (2011). Stärker als die Angst: Ein Ratgeber für Menschen mit Angst- und Panikstörungen und deren Angehörige. Mannheim: Huber-Verlag.

Croos-Müller, C. (2017). Nur Mut! Das kleine Überlebensbuch: Soforthilfe bei Herzklopfen, Angst, Panik & Co. (9. Aufl.). München: Kösel.

Niklewski, G. & Riecke-Niklewski, R. (2010). Ängste überwinden: Hilfe für Betroffene und Angehörige. Stiftung Warentest.

Morschitzky, H. (2009). Angststörungen: Diagnostik, Konzepte, Therapie, Selbsthilfe (4. Aufl.). Wien: Springer Verlag.

Stangier, U., Clark, D. M., Ginzburg, D. M. & Ehlers, A. (2016). Soziale Angststörung (2., überarbeitete und erweiterte Auflage). Fortschritte der Psychotherapie: Band 28. Göttingen: Hogrefe.

Wolff, D. (2011). Ängste verstehen und überwinden. Wie Sie sich von Angst, Panik und Phobien befreien. München: PAL-Verlag.

Krowatschek, D. & Domsch, H. (2011). Stressfrei in die Schule – Ängste überwinden. Ostfildern: Patmos Verlag.

Melfsen, S. & Walitza, S. (2013). Soziale Ängste und Schulangst. Weinheim: Beltz.

## Trainingsprogramme

Fehm, L. & Fydrich, T. (2013). Prüfungsangst (Fortschritte der Psychotherapie, Bd. 44). Göttingen: Hogrefe.

Muth-Seidel, D. & Seidel, D. (2006). Cool mit Nic Panda: Training für Kinder mit Schul- und Prüfungsangst. Dortmund: Borgmann Media.

Suhr-Dachs, L. & Döpfner, M. (2005). Leistungsängste: Therapieprogramm für Kinder und Jugendliche mit Angst- und Zwangsstörungen (THAZ). Band 1. Göttingen: Hogrefe.

## Literatur für den Unterricht

Bräunling, E. (1998). Da wird die Angst ganz klein: Mutmachgeschichten. Limburg: Lahn-Verlag.

Gröger, B. & Fischer-Bick, A. (2012). Ab heute bin ich stark! Vorlesegeschichten, die selbstbewusst machen. Freiburg: Kerle.

Pauli, L. & Schärer, K. (2009). Mutig, mutig (3. Auflage). Zürich: Atlantis-Verlag.

Zöller, E., Kolloch, B. & Czerwenka, E. (2005). Ich will mutig sein! Vorlesegeschichten vom Angsthaben und Sich-Trauen. Hamburg: Ellermann.

## Literatur zum Bereich „Lernen lernen“

Endres, W. (2004). 111 starke Lerntipps: Pfiffige Ideen für den Lernerfolg; Sek. I (2. Aufl.). Beltz-Lern-Trainer. Weinheim: Beltz.

Endres, W. (2007). Die Endres-Lernmethodik: Lehrerbegleitmaterial, Folien und Kopiervorlagen zum Lernen lernen. Eine Materialsammlung für Lehrkräfte (5.–10. Klasse). Weinheim: Beltz.

Finkermeier, P. & Hoffmeister, H. (2020). Wie Kinder besser lernen: Ein Ratgeber für Eltern, Pädagogen und Interessierte. Independently published.

Kraft, G. (2020). Lerntechniken & Lernmethoden – Gute Noten ohne Büffeln: Leichter lernen & Prüfungsangst überwinden für bessere Noten und mehr Freizeit: wie du Lernstrategien richtig einsetzt. München: Great Books 4You.

Krengel, M. (2017). Bestnote: Lernerfolg verdoppeln, Prüfungsangst halbieren; mit den besten Techniken für Motivation, Konzentration, Lesen, Zeitmanagement, Verständnis, Lernen. Berlin: Eazybookz.

Metzig, W. & Schuster, M. (2020). Lernen zu lernen: Lernstrategien wirkungsvoll einsetzen. Berlin, Heidelberg: Springer; Imprint: Springer.

Schuster, M. & Dumpert, H. D. (2007). Besser lernen. Berlin: Springer.

Vorderman, C., Barker, G., Moran, A., Senker, C. & Sommer, S. (2018). Lernen lernen für Eltern. München: DK.

# ANHANG

Mit dem Erwerb dieser Publikation erhalten Sie die Arbeitsblätter 1–5 im Originalformat DIN A4 zum Download. Die Dateien stehen Ihnen in unserem Online-Shop **www.skvshop.de** zur Verfügung.

Wenn Sie Ihre Bestellung über unseren Online-Shop getätigt haben, finden Sie die Downloaddateien in Ihrem persönlichen Kundenkonto unter **„Meine Downloads“**. Erfolgte Ihre Bestellung nicht über unseren Shop, fordern Sie bitte über **info@schulz-kirchner.de** Zugangsdaten an – geben Sie dazu bitte Ihren Namen, Ihre Anschrift und den Code **„Prüfungsangst“** an.

**AB 1 – Screening-Verfahren**

**Selbsttest A: Liegt bei mir ein Fall von Prüfungsangst vor?**

| | häufig | manchmal | nie |
|---|---|---|---|
| 1. Ich habe bereits Tage/Wochen vor dem Prüfungstermin ein Angstgefühl. | ☐ | ☐ | ☐ |
| 2. Familie, Freunde und Angehörige haben mich bereits wegen meiner Symptome angesprochen. | ☐ | ☐ | ☐ |
| 3. Ich habe bereits einige Prüfungen wegen meiner Ängste abgesagt. | ☐ | ☐ | ☐ |
| 4. Ich habe folgende Symptome vor oder bei einer Prüfung: | | | |
| ▪ Atembeschwerden, Herzrasen und Brustschmerzen | ☐ | ☐ | ☐ |
| ▪ Schweißausbrüche und Übelkeit | ☐ | ☐ | ☐ |
| ▪ Ein- und Durchschlafprobleme | ☐ | ☐ | ☐ |
| Auswertung | | | |

**Selbsttest B: Liegt eine andere Erkrankung vor?**

| | | ja | nein |
|---|---|---|---|
| 1. | 1.1 Ich habe Angst davor, im Zentrum der Aufmerksamkeit zu stehen. | ☐ | ☐ |
| | 1.2 Ich habe Angst davor, mich peinlich zu verhalten/mich vor anderen zu blamieren. | ☐ | ☐ |
| | 1.3 Ich habe Angst vor negativen Reaktionen meiner Umwelt. | ☐ | ☐ |
| 2. | 2.1 Ich grüble ständig über meine eigene Sicherheit, Gesundheit sowie das Wohlbefinden meiner Familie nach. | ☐ | ☐ |
| | 2.2 Mir fällt es schwer, meine Wohnung/mein Zimmer zu verlassen. | ☐ | ☐ |
| | 2.3 Ich habe diese Sorgen bereits über 6 Monate. | ☐ | ☐ |
| 3. | 3.1 Ich bin häufig bedrückt und sehr traurig. | ☐ | ☐ |
| | 3.2 Ich verspüre überhaupt keinen Antrieb, etwas zu tun. | ☐ | ☐ |
| | 3.3 Ich habe keinerlei Interesse an Sachen, die mir i. d. R. Spaß machen. | ☐ | ☐ |

**Anhang** Prölß, A. Prüfungsangst: Was tun bei Zittern, Schwitzen, Blackout und Co.?

## AB 2 – Selbstbeobachtungsbogen

| Angstauslösende Situation | Gedanken | Gefühle | Körper | Anspannung (1 bis 10) | Maßnahme | Wirkung |
|---|---|---|---|---|---|---|
| | | | | | | |
| | | | | | | |
| | | | | | | |
| | | | | | | |
| | | | | | | |
| | | | | | | |
| | | | | | | |

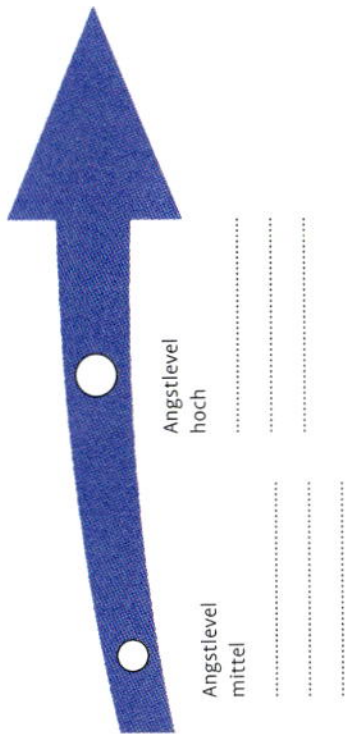




## AB 3 – Ziele und Motivation

### Zielabklärung – die Zielblume

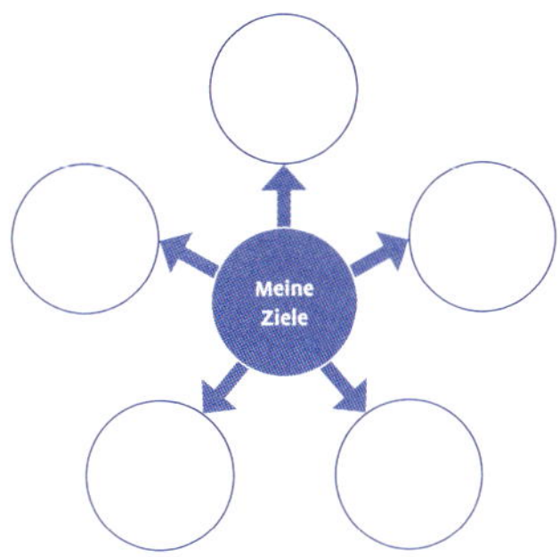


### Motivationsabklärung Pro und Contra

**Mein Ziel:**

| Das spricht für das Erreichen des Ziels | Wert (1–10)* | Das spricht gegen das Erreichen des Ziels | Wert |
|---|---|---|---|
| | | | |
| | | | |
| | | | |
| | | | |
| | | | |

* 1 = gar nicht bedeutsam; 10 = sehr bedeutsam

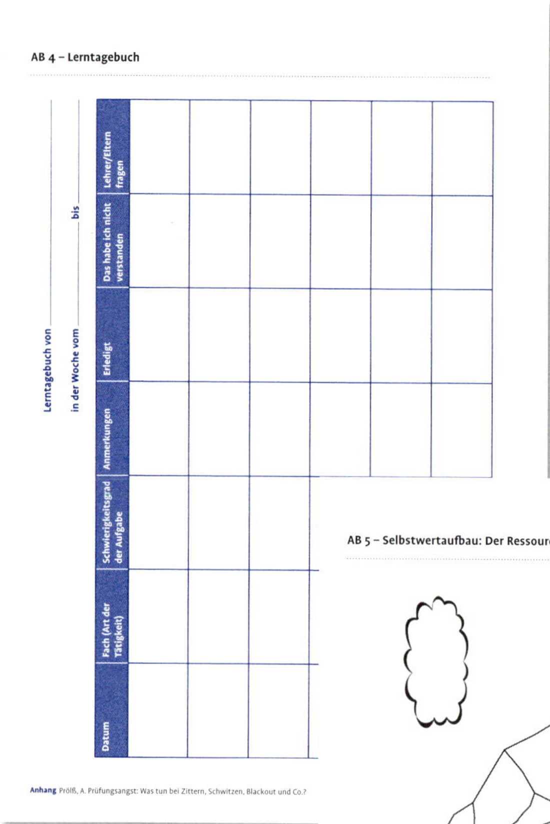

AB 4 – Lerntagebuch

Lerntagebuch von ____________

in der Woche vom ____________ bis ____________

| Datum | Fach (Art der Tätigkeit) | Schwierigkeitsgrad der Aufgabe | Anmerkungen | Erledigt | Das habe ich nicht verstanden | Lehrer/Eltern fragen |
|---|---|---|---|---|---|---|
| | | | | | | |
| | | | | | | |
| | | | | | | |
| | | | | | | |
| | | | | | | |
| | | | | | | |

**Anhang** Prölß, A. Prüfungsangst: Was tun bei Zittern, Schwitzen, Blackout und Co.?

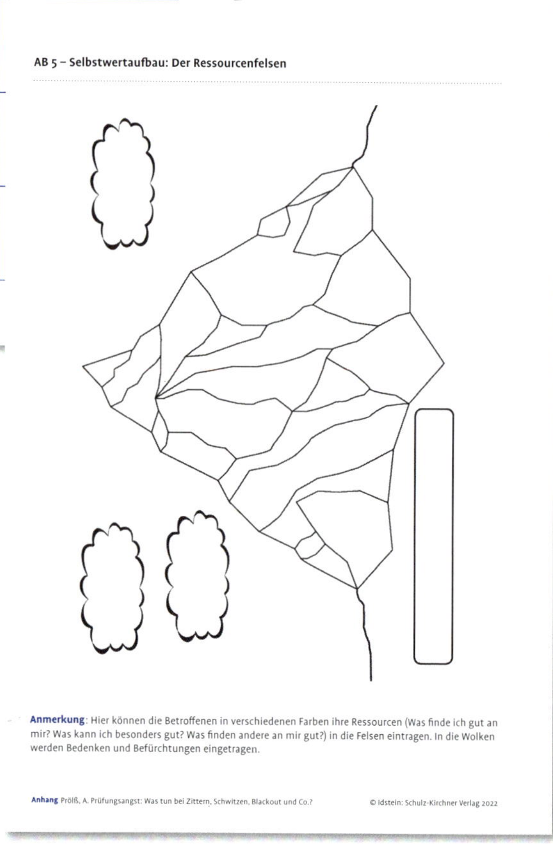

AB 5 – Selbstwertaufbau: Der Ressourcenfelsen

**Anmerkung**: Hier können die Betroffenen in verschiedenen Farben ihre Ressourcen (Was finde ich gut an mir? Was kann ich besonders gut? Was finden andere an mir gut?) in die Felsen eintragen. In die Wolken werden Bedenken und Befürchtungen eingetragen.

**Anhang** Prölß, A. Prüfungsangst: Was tun bei Zittern, Schwitzen, Blackout und Co.?